お浄土があって よかったね 2

医者の本音、患者の本音

宮﨑幸枝
Yukie miyazaki

序文

龍谷大学教授・浄土真宗本願寺派勧学　深川宣暢

宮崎幸枝先生は、平成二十四年十二月七日に浄土の先人となりました私の父・深川倫雄と深いご縁をいただいておりました。その関係でここに序文を書くことになりましたが、平素から毎号送っていただく『ようこそ』紙を通して「みやざきホスピタル」の状況や、先生の法悦を知らせていただいておりますので、親しく感じております。山口・俵山の自坊にも何度もおいでになり、ご法義をよろこび、また縁ある人々とともによろこびを分かち合うこともなさっておられます。

＊

私どもの如来さまは、まだ仏に成られる前の菩薩の位にあるときに四十八通りの願いを建てられましたが、その第十七番目の願いに、「もし他の仏がたがみな、わたしのお念仏をほめ、称えなければ私は仏にはならぬ」と誓われました。つまりたくさんの仏がたによってお念仏を十方の世界にあまねく行きわたらせようと誓われ願われたのです。

そしてその結果、私どもの口から念仏が出るようになり、「みやざきホスピタル」にもお念仏の声が聞こえるようになったのだと、『ようこそ』紙を読みながら味わいます。

＊

地球は大気にとりまかれています。しかし大気・空気は眼には見えませんから絵に描くことができません。風に舞い散る木の葉やゆれる稲穂を見て大気の動きを感じ、それを絵に描いてはじめて大気の動きが表現できるわけです。

私どもは如来の慈悲にとりまかれています。それは眼には見えませんが、聞こえてくるお念仏の声、あるいはお慈悲をよろこぶ言葉によって知ることができます。そしてそこに「ほんとうの」私の姿が知られ、「ほんとうの」如来さまのすがたが表現されているわけです。私どもには、人様の評判や世間の知恵は「ひととおり」で結構なのです。「ほんとうの」話が聞きたいし、「ほんとうの」話がしたいのです。

「みやざきホスピタル」は、何ごとも思うようにはならないというこの娑婆の中の病院ではありますが、ひょっとしたら、ここはお浄土の出先機関かしらと思えるような事柄が展開しているようにも見えます。

＊

龍谷大学の私どもの仲間に、早島理《はやしまおさむ》という教授がおられます。仏教学がご専門で原始仏教から研究をされていますが、それとともに長い間、長崎大学や滋賀医科大学などにおいて、医療・医の倫理にたずさわり、具体的に「いのち」の問題に関わってこられた先生です。その先生からES細胞やIPS細胞などを含めた先端医療の話とともに、緩和医療や終末期医療の話もお聞きします。

医療には、病気や怪我などを「治癒する医療」から「看まもる医療」に変わらねばならない時がある。それは「死ぬための医療」であり「生き切る（生きぬく）ための医療」に変わることでなければならぬと伺いました。

「みやざきホスピタル」はそれが現実に行われている病院であろうと思います。なぜならそこに確かな「送り届ける先」を知っている人が居るからです。これこそ最先端の医療ではありませんか？

ホスピタルの患者さんは、そして職員さんも、しあわせです。私もできることなら、このような病院で娑婆の最後を迎えたいのです。

称　名

目次●お浄土があってよかったね②

——医者の本音、患者の本音——

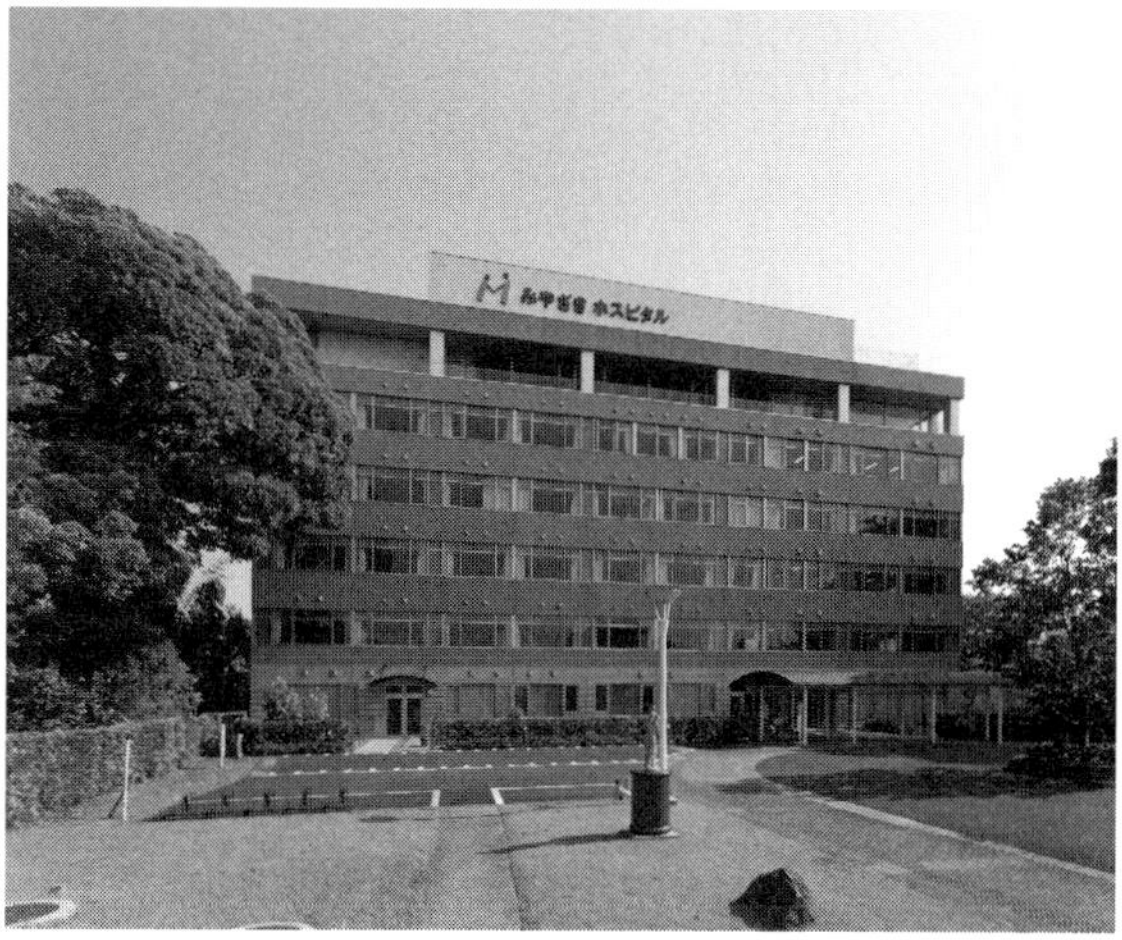

みやざきホスピタル

第三章　ビハーラとは何か？

第六章　最後のハッピーバースデイ

あとがき

装幀 ● 酒巻俊二

第一章　病院のこころ——お浄土があってよかったね

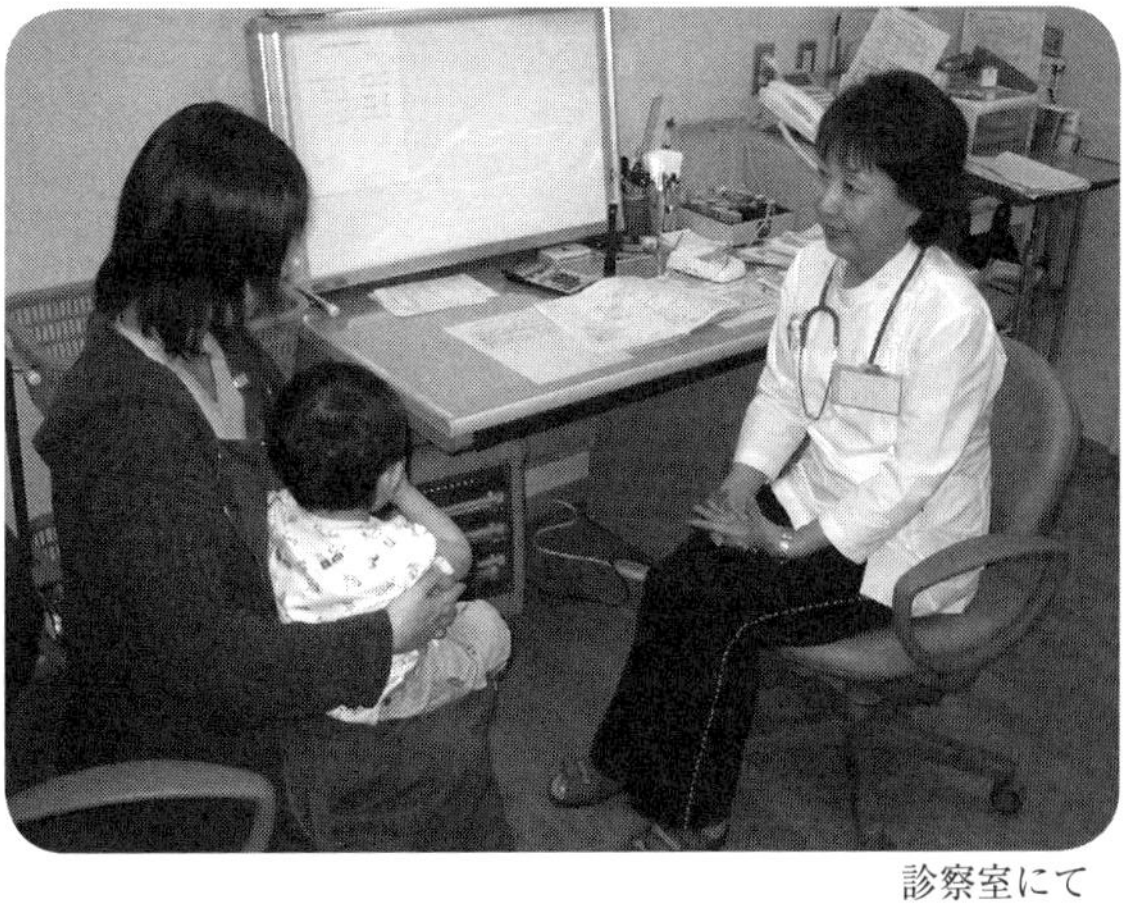

診察室にて

一歩先を照らし　二歩先を語り　三歩先を見つめる

そういうものに私はなりたい

雨にも負けず
風にも負けず
雪にも夏の暑さにも負けぬ
丈夫なカラダをもち
……（略）……（ごめんなさい宮沢様）
東に病気の子供あれば
行って看病してやり
西に疲れた母あれば
行ってその稲の束を負い
南に死にそうな人あれば

行って恐がらなくてもいいと言い
北にケンカや訴訟があれば
つまらないからやめろと言い
日照りのときは涙を流し
寒さの夏はオロオロ歩き
みんなにデクノボーと呼ばれ
ほめられもせず
苦にもされず
そういうものに
わたしはなりたい

（宮沢賢治）

東西南北に死にそうな人あれば
行って恐がらなくてもいいと言い
東に過去を悔やみ悩む人あれば
過去を言うより今が大切な時間だと言い

今とはもう阿弥陀如来が
私の「ナマンダブツ」という声になってくださって
おまえのまんまで必ずお浄土に救う　と聞いて
楽になり安心してセーセーし
仏様にはお礼を
「ナマンダブツ」と言いつつ
利口者にはバカと呼ばれ
ほめられもせず　でも
いつ死んでも浄土往生に間違いないという
如来様のお慈悲とご恩を語り合う
そんな仲間が周りいっぱい居るという
そういうものに
わたしはなりたい

（幸枝）

創立五十五周年、長く働けば働くほどここは愛着が湧く病院であり、飽きることが無いことに幸せを感じている。仕事に生き甲斐を感じてくれる職員。互いが信頼できる仲間が多く、家庭的雰囲気がただよっている。当院が健全に機能しているのは何よりもそういった職員の総力の賜物であろうと深く感謝している。さらに十七年間続いたビハーラの底力は院内の空気を一層明るく、柔らかく変えたのではないかと思っている。

先代は昭和三十年に精神科という医療に着目。今日あるみやざきホスピタルの基本形を残してくれた。孝一、ミヤのその洞察力は、やはり二歩先、三歩先を見越してのことであったろうと思っている。

さて、この度は人間の三歩先は寿命（生死）と考えて考察してみたい。

寿命とは人間の制限時間のことである。

いそげいそげ、制限時間を誓願時間に切り替えよう

人生には何が最も肝要かというテーマを踏まえて病院運営にも当たりたいというのが私の本音《ほんね》である。何故なら「死」という最も不可解な、納得いかないものの解決無くして自分を騙《だま》し騙し生きているのはつらくないか？　本音はつらい。その証拠に死についての話なんか聞きたくない人が多い。

しかし、この世に元気で居られる時間の残りは明日一日かも知れず、小児でも今夜の命の保証は無い。駅で聞くアナウンス「駆け込み乗車は危険ですから、お止めください！」。土壇場で間に合わずお浄土に参れなくては残念！　制限時間内に早めに仏法を聴聞して、阿弥陀様の誓願時間に切り替える。誓願とは阿弥陀仏の、

「設我得仏　十方衆生　至心信楽
欲生我国　乃至十念　若不生者
不取正覚　唯除五逆　誹謗正法」

たとひわれ仏を得たらんに、十方の衆生《しゅじょう》、至心信楽《ししんしんぎょう》して、わが国に生ぜんと欲《おも》ひて、乃至十念《ないしじゅうねん》せん。もし生ぜずは、正覚《しょうがく》を取らじ。ただ五逆と誹謗正法《ひほうしょうぼう》とをば除く。

（もし衆生一切に念仏を届け、救えなければ仏に成りません）

という第十八願――他力の安心《あんじん》を聞かせてもらおう、間に合う内に。いそげいそげです。

だから、

●「ビハーラの会」の回数は月に一回

●『ようこそ』は年に二回

●「やさしい仏教講座」は月に一回
●「こころの講演会」は年一回
「人間なら行き当たりばったりは止めて、三歩先を踏まえ仏法聴聞し、本当のセーセーした幸せを味わいながら人生の醍醐味を共々に楽しみましょう」

三歩先とは誰の人生でも時間に限りがあるということ。従って私はこれを言い続けよう。知っている以上、言わずにいられれようか。

いそげいそげ、間に合った人々

⑴ 素直な告白（平成二十二年十月五日のこと）

内科外来にて、いつもの患者Dさん七十三才。

「センセイ、先日A病院に行きましたら、肺転移のガンが大きくなってるって言われたんです。私はインターフェロンが効いてると思ってましたのに……」

「身体は前よりキツいですか？　咳、痰が増えましたか？」

「いいえ、何ともないです。だって今日も畑の草取りしてきましたし……」

「A病院の先生はどうなっていると言われてますか？」

「ハッキリ教えてくれなくて分からないんです。センセイのところで分かりますか?」

「肺のCT検査ですね」

CT検査結果：肺転移巣が両肺に多数認められる。素人目にも解り易い白色の点々（血行性転移巣）を二人は凝視した。

その時、Dさんが切れ長の大きな目で私をじっと見つめながら言い始めた。

「センセイ、センセイの本、アレ読んで本当にタスケラレました……」

しみじみとした様子で深く心に染み入るような声。私の胸の奥がキュンとし、目頭があつくなる。

（死の覚悟）（死への不安）目前の患者Dさんの苦悩が我がことのように私の脳裡をよぎった。

「タスケラレマシタ」――この言葉。感動満載の言葉であった。しみじみと悦びが私の全身を包んだ。

「そう、良かったですね」

「本当にありがとうございます」

と言われる。涙と感動が満ちあふれた。外来診察室の中は柔らかく明るい光で包まれていた。

　思えば長期のおつき合いの中、ガンの診断が告知されてからは度々ガンの話になり、「A病院の検査結果が悪くなりました」と暗くけわしい顔に見えた日、「貧血が進み、抗がん剤も止めてます」と硬く暗い顔に見えた日、

「私のような愚か者にこそ必ず救うという本願を成就された阿弥陀様がいらっしゃいますよ」

と数度お話したことがある。その折いつも半信半疑の顔になって聞かれていたDさんだったのに。今、こんなに素直に仏語が聞こえているなんて…、予想だにしなかった展開。やっと仏様の願い、仏様の思いがそのままDさんに届いた。そんな素直な告白。私にだけに明かしてくださったのであろうか。

　私の思い、否、阿弥陀様の思いが拙著（『お浄土があってよかったね』）からDさんに聞こえたという途方も無い出来事。私はただ笑顔でうなずき、慶びの電流が身体中をビビッと流れ、心地良く私はしびれていた。本当におめでとう！　ようこそ聞いてくれました。感動の涙が流れる。

「そう、阿弥陀様はね、あなたの称えるナマンダブという声になってあなたを救うと言っ

てくださってるんですよ」

「はい、ナマンダブですね、ナマンダブ、ナマンダブ、ナマンダブ」 彼女は称名を一つ一つ頷きながら噛みしめるように称え、しばらく称えてその練習を終えた。全く……何ということだろう、驚いた。この内科診察室でお念仏の練習をされるとは……。

彼女は常に冷静にみえた。しかし時に硬い表情から、きっと不安を耐えて、我慢しているのではないかと感じられた日も何回かあった。しかし最近は以前とは違ってさっぱりとした顔で来られることに何かが変わったと感じていたところであった。今輝きのお念仏が、しっかりとした、ほどよい声で繰り返された。スゴい、スゴい。

外来ナースたちにこの話をしたら、

「そうですかー、良かったですね、あの方の顔がこのごろとっても柔らかい表情に変わったので、何故かなーと思ってました」とMナース。

「そう、そうよね、やっぱりMさんも気が付いてたのね」と私。

我が外来には、なんと素敵な優秀なナースがいるのだろう。患者さん一人の表情の変化を見逃さなかったナース、患者さんの心を思いやるナースを私は誇らしく思い、悦びが倍増した。その日、私は遠足の前の日の子供の心のようになって胸の中がホカホカし、うれしさが一日中漂っていた。

⑵ 親を大切にする息子の愛情が見えた日 （平成二十二年十月八日）

外来看護受付にMAさんの長男さんから「早く紹介状を書いて欲しい」と数回電話があったというので、私は急ぎ診療情報提供用紙に病状を書き、「息子さんが来たら会いたい」と受付に頼んだ。彼は午後来院され、開口一番、

「急に弱っちゃってよー、もう90才だもん、死ぬことは分かってるんだよ。だけど家で医者に一度も診て貰わないで死んだら、警察が来て検死されちゃうよ。（訪問診療で）診てもらってれば、ちゃんと死亡診断書も書いてもらえる。これが一番大事だよ。一番大事なことさえ済めば安心だけどよー。」

（なんか……おかしい？）

私は言った（今しか言う時はないから……と）。

「一番大事なことはそんなことじゃないでしょ！」

「……？」

「一番大事なことは、お母さんが極楽浄土に往けるってことでしょう？」

「あーそうだな」（エッ！　素直すぎる！）

「そうよ、地獄じゃなくて仏様の極楽浄土に生まれなくちゃ」

「そうだな」（ずいぶん素直）

「阿弥陀様が必ず救うから任せておけって。阿弥陀様がナマンダブって声に出て救ってくださるって。ナマンダブってお礼のお念仏してるかな」

「ナムアミダ？　か？」

「ナマンダブが言い易い、簡単でしょ」（乱暴な言い方はお互い様）

「ナマンダブか？　ナマンダブ、ナマンダブ、ナマンダブ、ナマンダブだな？　ヨシ！教えてヤルべ」

（エッ？　ホント？）

「お母さん、お大事に」

「ありがと、センセ」

受付に居た職員三人、（センセイ、また始まった！）というくらいの顔で聞いていた。

何と素直な息子さんの答え。だって実の母親が生きるか死ぬかの瀬戸際《せとぎわ》だもの、もう、とやかく理屈をこねている時間もない。

まさに切羽《せっぱ》つまって後が無い時間帯に入ったとはこのことであろう。人間とは愛する親の生死の境目なら、こんなに素直になれるのだと知った日であった。

十月十五日午前四時頃、往生浄土。ご自宅までMAさんに会いに行った。

「お浄土の話できた?」「仏様の話、母親に聞かせたよ」と息子さん。

診察室の椅子に座ると毎回必ず「死ななきゃー治らないダよ」と私に気を遣って言われた母親のMAさん。その都度《つど》、難聴のためメモ用紙に大きな字を書いた。〈死なないよ。生まれる。極楽浄土に生まれるのよ〉と書いて、「仏様にナマンダブありがとうとお念仏を称えてね」と言ったら、素直に「ナマンダブ」とその場で称えられニコニコ嬉しそうにされたMAさんだった。後日、「お念仏やってるよ」「そう、良かった」そんな会話の繰り返しが何度かあった。

「あのバーちゃんは病院まで二時間かけて歩いて来たんだよ」とお隣りに住むKさん。Mさんが亡くなった後で診察室で聞いた。「ウワー、知らなかった」初めて知った二時間のご苦労。ビックリした。

忍耐強いお年寄りMAさん、享年90才はお浄土の仏様になられたという本当にあったお話。

人が死ねば誰でも仏に成れるという仏教は無い

死ねば誰でも仏に成れる？　とんでもない。「誰でも死ねばお浄土に参れる」それは大間違いのごまかし。ただ死んでいきさえすれば仏に成る？　それなら仏教などいらないではないか。お釈迦様の覚りも無意味なのかと言いたい。信心を離れて仏様は無い。

日本という国の大問題は、今やほとんどの人が死を前にすると死を猛烈に恐がっていること。そんな人が皆、最終的に病院に来られるので私は知っている。だからハッキリ言える。人にとって「死だけは」絶対にごまかしが効かない。これを全ての人間は急ぎ認識すべきであろう。仏教の中身を聞く機会が少な過ぎるので、日本人という民族は実に可哀想《かわいそう》な不幸な最後を迎えている。それ故、患者が最後まで医者だけを頼りにし、医者は末期の患者へ応え切れず、困窮。それが医療現場の実態である。

日本の僧侶の皆様。檀家さん、ご門徒さんに仏法にあるお浄土への救いをお説きください。お坊さん自身に生きたお浄土はありますか？　生死の解決は生きた仏教のある人から人へ伝わるようです。

静かに空に浮かぶ雲、野原に飛ぶ鶴。悠々自適にして何の束縛《そくばく》も無い境遇。娑婆《しゃば》に生きながら仏法に遇うとは、娑婆の束縛の中に居て心は悠々自適。こんな安気なことが現世にあることを伝えたいと、いつも願っている。何故なら私の病院にもどう生きるのかを悩む若者や、新たに来院される高齢の患者さんの多くが死を恐がっておられるから。

仏法に出遇った者たちが味わっている醍醐味。これはお釈迦様にはじまり、過去の高僧方に同じ一つの味。その足はお浄土に続く究極の安心の大地に着地しているところで一つと言える。

「必ずまたお浄土で逢おうね！」

当院でのお別れの合い言葉。あなたの命終《みょうじゅう》の行き先はどこ？ どうか皆さん、死後に行方不明にならないで欲しい！

人間に生まれた目的とは、この生が終わったら仏様の浄土に生まれ、お慈悲いっぱいの仏様になること（成仏）が目的であるというのが仏教。もう二度と迷いの地獄、迷妄の生を生まれ変わり死に変わり輪廻《りんね》させないというのが阿弥陀様の願い（本願）。

人間に一番大事な人生の意味の解決、これが仏法聴聞。「お浄土がある」と生きていく先にお浄土がある。お浄土なんか無いと思って生きる先にはお浄土は無い。当たり前のことでしょうけど。ナマンダブツ

医療現場の解決のツボ

「なまけもの」という努力家

平成二十二年四月十日（土）ＮＨＫＴＶプレミアム８を見た。

水木しげる氏が「なまけものになりなさい」とか「あきらめることが大事」と世間とは真逆ともとれることを言われた。「そう、そのとおり」と私はすんなりと賛同。今まで言いたくても言い難いことを大物の方が言ってくださる、と小物の私はただ「そのとおり」と後から言うばかりである。

その代表がご存じ「医者は坊主でもあれ」という矢内原忠雄元東大総長のお言葉。後から私が「そのとおり」と拙著（『お浄土があってよかったね』）のサブタイトルにまで使わせていただいてしまっている。

自分では仏教を聞き習いながらまだ徹底し切れていないが、だんだん本物の「なまけもの」で「あきらめられる」ようになってきつつあることは嬉しいし、有り難くもある。大きな太いバックボーン（背骨）に依って立つ「なまけもの」や「あきらめ」は、まるで仏智を頭の上に戴く格好だ、と私なりに解釈している。

もう当ホスピタル職員の皆様は先刻ご承知であろう。私は大変ななまけものであり、またあきらめることはなんとも早い方である。しかし実際、なまけものは人一倍の努力を要するという矛盾をかかえている。なぜなら、なまけものは人一倍最短時間、最短距離を目指し、決して回り道などしない。また人一倍の瞬発力と集中力。その場の空気を読み切って立場を優位にしていく。それには勇気も必要となる。その場にカリスマ的雰囲気が生じると楽である。そうなるかどうかは大きい。けっこう変な努力家なのかも知れない。

今回は、入院中の患者さんとなまけものの私の関係の話から始めようと思う。

〈その1〉蛇払いの術

「蛇がいる」という妄想のある統合失調症の患者さん。この女性は病棟のお風呂に「蛇がいる」と恐がり、三年間も入浴していないという。

それを聞いて驚いた。まず私がそのことを全く知らなかったことが悔しかった。清潔第一の病院でどうして?……。私はその「三年」にあきれかえりイラ立った（勿論、優しい職員は清拭を一生懸命していたが)。私はその場の全員に「どうしてそんなことをさせたままになっているのか?」と口をとがらせると、一斉に猛反論が返ってきた。「センセ、ナニをどう言おうと、絶対ダメですからネ」「力尽くでもダメなんですから」と。男性ナースも「どうやってもダメです。入れられないんです」と口々に言う。

突然、「私がヤッテみる!」。ジェットエンジンに火が点《つ》いたように私は勢いよくナースステーションを出た。心配そうな顔で担当ナースが小走りについてきた。私はその看護師にまず「お風呂」っていう言葉だけは「禁句!」と廊下を足早に飛ばしつつ、一言クギを刺した。

一歩その病室に入って驚いた。片隅の床に大柄の若い女性が敷き布団一枚を敷いて横になっていた。「どうして?」とナースに聞く。

「蛇がいると言ってベッドは使わず毎日床に寝ています」と言う。(ナールホド、コレかー)そこで私は彼女に近づき、やおら大きめの声で「Nさん!」と声をかけ、かなり明るい声で、

「今日はお天気も良いし、そんなところに寝ていちゃあ勿体《もったい》無い。さあ、一緒に散歩に行こう!」

などと言ってみた。すると彼女に反応があり、身体を起こしかけた。すかさず私が手を差し伸べるとスックと立ち上がった。と、間髪入れずに私は言った。

「今、私がヘビを追い払いますから、私についてらっしゃい！」

と。突然私は重々しく、いかめしい大声で、

「ヘビ～払いー！　ヘビ～払いー！」

と大げさな平泳ぎのような格好で前方のヘビども?!を払いのけ前進した。彼女は意外にも素直に後ろにピタリとついて歩いて来るではないか。愉快、愉快。でも私は油断せず結構必死で一生懸命その「役」に徹した。彼女を後ろにかばいながら「ヘビ払い」を続行。私はそのまま〝企み通り〟廊下から目的の浴室にスルリと入った。すると彼女は逃げも嫌がりもせず私から離れることなく風呂場に足を踏み入れた。そこで私は、

「ヘビはもういません！」とキッパリ宣言。「さ、服を脱いでっ」

と促すと、なぜか彼女は入浴するらしい。あっけにとられ驚きながらついて来た担当看護師。あり得ない〝入浴〟と、その気になっている彼女の行動に目を丸くしながら、無言の「ヤッター」という目配せ。次に（心得ました！）とニッと笑顔の投げキッス。そこからは日頃に培われたナースの手っ取り早さで「はいっ、ハイッ」とかけ声もろとも、一気に患者

さんを真っ裸にしてしまった。
私は念のためにと、妙に悦に入ってしまっているその声で、もう一声、だめ押しの「ヘビ払い〜」を発して洗い場のヘビどもも払い、「これでよし！」と。洗い場ではもうお湯をじゃんじゃんかけて洗う音と立ちこめる湯気……（アトは任せた）。ここで私のヘビを払う〝蛇払い役〟もやっと〝お払い箱〟？になったという話である。

この話は後日出勤してきた看護職員の皆を驚かせたようだ。その場に居なかった看護師たちから、

「センセ、どんな魔法を使ったんですか」

とマジで聞いてこられた。「何も？」と言いつつ、私は真面目な看護師たちが今まで何故そうしなかったのか？　その方が不思議でならないのだった。最短時間、最短距離の道があるというのに……。「真面目にクソが付くと不真面目に転落するのだ」と言ってしまおうか。

〈その2〉基本は病院の理念 ――「非己」が大事

今年四月八日、新人看護師が言った。

「センセー、どんな魔法を使うんですかー?」と。(またかー)

精神科では度々、患者さんの拒食や拒薬に悩ませられるのが常である。

この度は看護師泣かせの拒薬患者Oさん。皆が困りきっているという。私の診察時間にデイルームで与薬が始まり、丁度Oさんの番であった。私は、「Oさん、コンニチワ」と笑いながら声をかけてみた。彼女は突然良い笑顔になった。薬は嚥下《えんげ》し易いようにピンク色のゼリーも付いている。ナースが薬とゼリーをスプーンで混ぜ合わせていた。見た目はいかにも美味《おい》しそう。

私は「美味しそうだね」と声を張り上げて言ってみた。すると断固拒薬のはずの彼女が口を大きく開け、ナースのスプーンから薬を美味しそうに飲み込み、あろうことか「おいしいよ!」と一言のおまけまでつけてくれたのだ。

今までの拒薬問題は何だったの? そのナースは驚き呆れ返り、

「なによー、どうしてセンセーの前だけ機嫌がいいのよー」

Oさんはそう言われても平気でニコニコの上機嫌。ナースステーションで担当ナースはとうとう言った。

「センセー、いったいどうしてOさんがあんなにセンセーの前では機嫌良くなるのかなー、どうして?」

「いつもあんなに苦労させられているのに……何なのよー」

と言ってふくれた。(だからー、基本は病院の理念よ!)つまり(こっち)の思うようにしようと「自己」に合わせると動かない。「非己」です(相手の立場を基本にすると動き出す)、真逆が良いんじゃない? Oさんは楽しいこと好き。楽しくやりたい。だから薬だって「おいしいねー」と飲みたい。私も上機嫌のOさんを見るのが好きだから、理屈抜きで最短距離、最短時間で一緒に楽しんだだけ。ただ「同じ」「同類」になると心が通い合う。

逆転が大事。一度大逆転してしまうと、世の中、案外快適にことが運ぶから面白い。

医療従事者は自己をまず諦めよ。次に嫌がらず相手になり切ってみたら? と言いたい。この一点、ツボ押さえの名人?になると、断然おもしろくなってくるのだ……ナーンテネ。

「病院のこころ」というオリエンテーション(方向づけ)も「ビハーラ」も「トレビアン」も仏智を聞く。仏智は人生のツボを押さえさせてくれるという話。仏智を聞こうとしないのも「自己」が主人の者。〝聞く〟とは「非己」になって初めて聞こえてくるのである。

〈その3〉「すみません」は聞きたくない

どんなに頼んでも絶対に病室の移動をしてくれない統合失調症で入院中の患者さんがいるという。なんと三年もの間、彼は医師、看護師の願いを聞き入れないのだという。男性看護師もその怖い目でにらまれ、すごまれると手の出しようがないとのこと。「あの人はひとの言うことなんか聞くもんじゃありませんよ」と男性看護師もあきれ、諦め顔で言った。知らなかった。

とにかく行ってみよう。彼はデイルームに座っていた。私はあっけらかんとした声の調子で声をかけた。

「こんにちは！　Yさん！　病院の都合で今スグ部屋を変わってもらいたいんだけど、いい？　手伝いますから！　スグ移動してください！」

勇気を隠し、言ってみた。彼の顔は嫌そうにこわばり、一瞬その場の空気に緊張が走る。彼は急に立ち上がった。逃げるのか？　すると彼は自室に向かって足早に廊下を歩きだし、一言、

「荷物が多くて…スグには……」

とボソッと言ったのだ。耳を疑った。スグとは言ったが、こんなに素直に〝スグ〟をして

くれようとは……。私は手応えあり「コレでイケル！」と見て、「段ボール箱の用意！」と大声で周囲の職員に頼んだ。

　ナース等はこの機を逃してはなるまじと慌《あわ》てふためき、段ボール箱を持ってバタバタと走り回った。足早にさっと彼は自室に戻るなり、大きなロッカーのドアを観音開きに全開。ナース数人が彼を手伝い、段ボール箱に荷物を詰め始め、いつの間に来たのか？　台車、それに段ボール箱は載せられて、即刻、部屋移動の雰囲気が極まった。「それー！」と移動。（快感！）と私。

　彼は何年もゴネ続けてしがみついていたベッドを、たった数分でアッサリ明け渡したのだ。自分のベッドへの執着、ホントにあったの？と聞きたいほど。彼は別室のベッドにサッさと引っ越してしまったのだった。

　さて、これはどう説明したら良いのか？　ナース等は口々に「センセーは理事長だから」と言う。私が理事長だと彼が認識しているかどうかも大変あやしい。精神科医が受け持つ彼。私との面識はゼロに等しい。

　私は理事長ぶった声でも出しただろうか？　否、である。私はむしろ、とっても友好的に「こんにちは！」と明るく声をかけたにすぎない。そう言ってから次に用件のみを端的に言っただけである。勿論決して使ってはいけない「すみませんが」とか、「申し訳ないが」等とは言わなかったたし、「お願い」も言っていない。私は本当に必要な時以外は「すみませんが」は意識的に使わないことにしている。ほとんどの世の中の人々は「すみませんが…」を多くつける。〝全く必要の無いときでさえ〟である。

〝余計なこと〟は言うな、するな！　である。慇懃《いんぎん》は逆効果になることがあることを知るべきであろう。つまり慇懃にされて嬉しくないことが多い。「すみませんが、これしてください」と人から言われると、ハラが立つことが稀《まれ》にある。そう言わないと私がヘソを曲げるとでも思っているのか？ とへそ曲がりのなまけものの私は、そんな人間だとしか思われていないのかと正直情けなくなってしまうのだ。

本当は患者さんである彼の気持ちも、（もうそろそろ移動しても仕方ないだろう）と思っていたに違いない。そのきっかけが欲しいだけ。「お願いしますよ」等と言われると今までゴネてきた手前、素直になれない。素直になりそこなっている彼。だから彼には「そう言われちゃ仕方ない」が欲しいのではあるまいか。きっかけになり得るのは「至上命令」のみである。彼の気持ちをトコトン汲めばそうなっていることが解る。「仕方ないから、替わってやるかー」となれば納得できる。

この相互の充実感ある納得の落としどころ。これが本当の精神療法なのではあるまいか。これが解らないと精神科医療はやっていけないだろう。子育てもしかり。人間関係も、上司、部下の関係もコレが大事。仏様のお慈悲はそうなっているから有り難い。私に仏様の方が合わせてくださった。これをいつも聞いて、われわれの心は育てられるのだよ、ということを今回は一言いっておきたい。

まず目の前の患者さんになってみようよ

さて、話は変わるが、一体「すみません」を頻繁《ひんぱん》に言い始めたのは何時《いつ》からだろう？我々の子供時代～若い頃そんな習慣はなかった。人々の間にはもっと信頼関係が成立していたのだろう。もっと本音で生きていた。人間関係に自信を無くしてしまったのは何時からか？　妙にいぶかる。嫌われやしないか？　と。「すみません」の連発は、慇懃にさえしていれば嫌われないという間違った考えを生み出したのか。コレ、スゴく変チクリンじゃありません？　疑心暗鬼《ぎしんあんき》に満ち満ちている。

「すみません」がはびこってから、謝る言葉「ごめんなさい」が減り、「すみません」という軽い言葉に置き換えてしまった。「すみません」の何回かを「ごめんなさい」「ありがとう」

で置き換えると、当病院の品格も増すであろうこと間違いない。「ココは〝ごめんなさい〟だろう！」と怒りたくなるのをこらえて暮らしている。

患者さんだってそんなことぐらいは解るのである。だから慇懃に下手《したて》に出られて「すみませんがベッド変わってください」などと言われりゃ、「慇懃」に腹が立つのであろう。私は多分自分が患者さんなら、やっぱり嫌だとごねるかもしれない。スッゴク患者さんの気持ちが解る。私は同種、同類？ なのであろう。否、これが「病院の理念」である。

〝患者さんに成る〟ことを長年培《つちか》われ、今となっては無意識にソレを実践するという性分にまでなってしまったのかもしれない？

他者に変わって欲しければまず自分が変わることである。自分を変えずして他者ばかり変われというのは間違っているのであろう。まず〝自分が変わる〟を先にした時、世界が一転する。相手にもソレは通じる。中には自分が変わること、変えられることを極端に嫌がる者がいるということを、ビハーラの会を始めたらハッキリわかった。自分が仏様に教わり変わることを極端に怖れた人がこう言った。

「なんか、やさしい仏教講座を聞いていると、自分が変わっちゃいそうで怖くなりましたので、もう参加できません」（ホウ！ 自分の考えにそんなに執着を持っているのか？）と、その時は実に驚いた。仏様のお話は自分が実は底なしの自己中心だったなと気づかせてくださる。私を救う阿弥陀様のお慈悲は底なし（私への注文や条件がない）と聞き、実に嬉しく有り難い。自分で自分は直せない、救えない……それだけに、聞けば聞くほどホッと安心。大きな私へのお慈悲は、不平不満の私を安心と幸せが噛みしめられる者に仕上げてくださる。これが法悦であり、寝たきりでも味わえる醍醐味であるという今までとはちがう自分に変えられる。

仏法聴聞は予防接種。私を前もって「心配ない」ことに変えてくださっている。

宗教は予防と同じ。

「予防、予防」って、でかい声で言わないでしょう。でも予防が重要なんだってことはよく分かっているはず。

（養老孟司・『真っ赤なウソ』より）

話を元に戻そう。まずは〝相手さんに成ってみる〟が勝ちである。これはどんなに鈍感と見える者にも解るらしい。大人はもとより、子供でも、赤ちゃんであってもこういったことには大変敏感なもの。小児科をやっているとスグ解る。子供の心に問題が起こった時、親御さんや、保育者の心が変われば子が変わる。小児科でいつもお母さんに言っていることではあるが……。

何か問題の波が立ったら基本理念「目の前の患者さまのいのちを自分のいのちのように思う」に戻ろう。そんなことは出来得ない、ではなく、その究極の理念の心は「まず目の前の患者さん自身になってみようよ」。

コレなら誰もができる。妄想の患者さん、患者さんの心配、患者さんの喜び、患者さんの悲しみ、そのツボにスッと入ってみよう。ツボの傍観者でいてはいけない。目の前の方の身になって感じてみよう。どれほどの戸惑い？ 不安？ 悲しみ？ 心配？ プライド？ 全身で聞く力を養えるかどうか。想像力、共感力、それのできる実践力は〝母親力〟（無条件に受け入れる力量）が理想であろう。

彼等も全身で感じるセンサーを持っていると思う。人間お互いにビビッと解り合える世界を共有できることが一番おもしろい。臨床現場の〝愉快〟がここにある。

〝傍観者から当事者〟〝母親力〟これら全て、仏法聴聞の賜物である。

「仏法は若き時たしなめと候。年寄れば行歩も適《かな》わず眠たくもあるなり」　蓮如上人

「命」を救う医療と「いのち」を救う医療

Kさんが夜に怖がっててます

ある日のセカンド（2P）病棟。Tナースが「夕べ、KMさんが〝死ぬのが怖い〟って言ってましたよ」と私に言う。患者さん思いの彼女は「がん末期の彼に、早く救いのあるお話をして……」である。お浄土のことをビハーラで聞き、自身も「良かった」と歓ぶ彼女から私への一種の指示出しであった。

二〇二号個室。ベッド上に貧血で蒼白な痩せた顔があった。険《けわ》しい眼をうつろに宙に向けてもう動けないでいる。衰弱と不安の形相。触診では張りのない腹壁を通して肝臓が異様な硬さで触れ、診察する私の手を怯《おび》えさせた。ついに末期か……。

私はやおら口を開き「Kさん心配ないですよ」とはっきり言った。「？？」……、不審な言葉に反応し、私に眼を移した。声を改めて「Kさん、ビハーラで聞いたことあるでしょう？」とまず言ってみた時、咄嗟《とっさ》に彼は「イヤだ！　嫌だ！」と声を発した。これは〝死ぬ、そんな話は決して聞きたくない！〃の叫びに違いない。このカンの良さ。

ああ、この方はビハーラを聞いていた患者さんだったんだなー。私はむしろホッとしていた。しかし彼の拒絶の勢いにひるみ、今日は彼の言う通りにして何も言わずに立ち去ろうか？　否、明日をも知れぬ切羽《せっぱ》詰まった余命。この世の滞在期間はあと数時間かも……「今でしょ！」　今言わなければいつ言うのだ。あの流行語が出る以前、まさにその現場、そして最後のチャンス。

昨夜怖がっていた彼は……今夜も必ず怖いのである。私が自分への保身や臆病風のために言いかけた言葉をのみ込んでウヤムヤに終えてしまって良いのか？……肚《はら》は決まった。どう思われても良い。失敗に終わるか？……否、必ず通じる！と信じた。私はかまわず言い続けることにした。

「Kさん、ビハーラで聞いたことがあるでしょう？　阿弥陀様という仏様がいらしてね」

不思議にも彼はその後、なぜかだまって聞かされるままになった。聞き入ってしまっていたのか？

「阿弥陀様という仏様は、何があっても私を必ずお浄土に救いとらずにはおかない、という仏様です。その阿弥陀様が私もKさんも、もうそのナモアミダブツという船に乗せてくださっているんですってー。その船はね、必ず私やKさんを乗せてお浄土に運んでくださり、極楽浄土の仏様にしてくださるんですって。私が先に往ったら、Kさん、後からお浄土に来てね。Kさんが先だったら、私は必ず後からお浄土に往きますから、向こうで待っててね」

その話の途中から思わぬ事態が勃発《ぼっぱつ》！　彼の真っ青な顔にフワッと血の気が差した。アレッと驚いた時、その顔がみるみるピンク色に変わり、同時に険《けわ》しい眼が和《やわ》らぎ、形相は一変。……長期入院中だった彼に浸潤性膵管癌《すいかんがん》が発症し、それが腹膜播種《はしゅ》転移して以来、彼の顔は暗くなり、苦渋に満ちた表情となった。元来、明るくしっかりした方であった。

病室にはKさんと二人だけ。私はたった今、話すことを怖れ、躊躇《ちゅうちょ》していただけに、彼の血色の良い穏やかな顔が顕《あらわ》れた途端、にわかに感動と安堵《あんど》で満たされた。「ナムアミダブツ……」。初めから負けるはずが無かったのでは？　だって「阿弥陀様は今ここに働きづめです」と常にビハーラで聞いていたのに……（私の頑張りは無用だった）。彼の安らいだ柔和な顔が「先生！　仏様が救ってくださるんですね」と告げているようだった。

二人は仏様の温かなお慈悲の中に、「必ず浄土に救うから心配するな」と確かに抱かれている……。私は嬉しさで思わず溢れ出た涙。彼にも私の悦びが伝わり、知られて……きまりの悪さとともに私はその個室を出た。

ナースステーションで「今、話してきたよ」とTナースに言ったら、ナースステーションの数人の看護師たちが口々に「良かったー！　ありがとうございましたー！」と明るく大声で言った。その人数！　一気に歓びが私を包んだ。涙を隠し、私はナースステーションを離れた。彼が夜に怖がることは、以後聞かなくなった。

2Pスタッフから最近キッパリと言われた。

「患者さんが幸せな時、私たちも幸せなんです。だから患者さんにはいつも救われて欲しいと思って、先生が話してくださるのが嬉しいんです。患者さんが苦しんでいるのは私たちが苦しいんですから」

「他が幸せな時、私も幸せ！」　この自利利他の幸せが人間最上クラスの幸せであろう。世界に桃源郷と言わしめているブータンの幸せは実にみやざきホスピタルの私たちにもあったことを皆様ご存知だろうか？

2Pは当院の中で患者さんの死に最も近接した仕事が多い（ホスピス病棟ではないが）。看護師Tの心の底から「救われて欲しい」と思うこの救いは、もう医療行為の救いの話ではないことは前述済み。

そして、やっぱり「お浄土があってよかったね」しかないのである。

ビハーラ二十周年――病院の心意気を

みやざきホスピタルでは「命を救う」と、「いのちを救う」の違いに注目。それを病院の心意気として実践できるようビハーラを二十年前に開始した。

昨年六月、三度目のブータン旅行へ行って来たが、そのブータンでは子供のうちから、家庭も地域も学校も、「いのち」の解決の出発点である「仏様側から見られた毎日」、「仏様中心の人間生活」をやっている。人生を死から逆算して観る教育を宗教教育と言い、人間には一番必要な情操教育であろう。当法人もやろう！　がビハーラであった。この情操教育が当法人には「ある」ということが「無い」と大いに違う。その違いがこの頃、とみに華《はな》開いたように見える。

「いのち」の解決が聞ける浄土教の「他力の教え」は我々の常識や先入観の中からは聞けない。常識を除《の》けて「聞けたか、聞けないか」ということが、他力の易行道に「遇えたか、遇えないか」ということである。今まで素直な患者さん、末期の無心の方、生死の現場の医療従事者等がいち早く聞けた。彼等は世間の方々より「聞こえ」が早い。一～数回でお念仏者。ただもう素直にお念仏している姿に「ホントかな？」と驚かされる。

この「いのちの救い」を無視して医療を続けた時、心の中に何かゴマカシの暗さが積もりはしないか？　救い（いのちの解決）無く、生にしがみつき、慟哭《どうこく》の内に亡くなった患者さんの看取りは医師、看護師、家族の心を傷つけ、グリーフケア（近しい人を亡くし悲嘆にくれる人が、その悲しみから立ち直れるよう寄り添い、支援する悲嘆ケア）を要する事態も多いという。

「死」には二種類あるであろう。不幸な死・幸せな死。患者にとって幸せな死であれば周囲の者の心の痛みは軽くなることを体験している。

新人オリエンテーション：「病院のこころ」への感想文

毎年四月は入職者へのオリエンテーションが院長をはじめ各部局長により行われる。私のテーマは「病院のこころ」である。

まず質問から、

「本当に生きるとはどういうことですか？　〝本当〟が付くと、何でも難しいですね。さあ、ご自分の〝本当に生きる道〟を書いてみてください」で始まる講義。

《オリエンテーション感想文から》

（スペースの都合上、抜粋分のみを掲載）

A　人間として本当に生きる道とは？と聞かれ、今までこんなことを考えたことも無かったと正直思いました。（中略）理事長の話を聞いていく毎に私の心に変化が見られました。「己れを虚しくする」「自業自得」「愚者になる」など。

話を聞いていくうちに心の中に灯がともった気持ちになりました。何を聞いても「なるほど！」と、話に吸い込まれていく自分がおりました。思わず最初から最後まで聞き入ってしまいました。

インドの「鳩と王様」（ジャータカ）や足利源左の話を聞くと、自分がとても小さく、自分が恥ずかしいと感じました。「我が身が大事なら他人さんを大事にすること」（妙好人足利源左の言葉）の重大さや、何事も「させていただく」という気持ちがとても大切だと学びました。「頭が下げられる人間になる」ということにとても感動を覚えました。

他人と較べたがるこの世の中だからこそ、アイデンティティーを大切に、自業自得の意味を心に刻んで、これからの人生を生きていきたいと思いました。

この奥が深い話をもっともっと聞きたいと感じました。何を聞いてもハッとさせられる

ものばかりでしたので、聞いた後は心が洗われた気がしました。（後略）

B　この話を聴いて、胸の中に何かが入っていくような、そんな感じがしました。「鳩と王様」の話を聴いて、いのちとは平等であることが改めて心に響きました。

今、自分に起きていることは、本当に自業自得かも知れません。知識ばかりつき、自分自身を見失い、中身のない人間になってしまってはいけないということも理解することができました。仏教の教えで、自分のしたことは必ず自分にどんな形であれ返ってくる自業自得という言葉は、私自身にとても響きました。どんな今だろうと、それは自分のしたことの結果であり、今いる自分は過去からの一番先頭にいるもので、その先は分かりません。けれど、そう思うとどんなことでも、ああ、自分が行ったことの結果が今なんだと思うことで気が楽なんだと思うことができました。

誰にも平等な仏様と向き合うことは、自分自身を映し出す鏡となります。自分が自身に向き合うことにも通じてると思いました。人間は生まれ、死ぬ時は一人です。けれど死ぬときに仏様がそばにいて「きっと浄土に往ける」　そう思えると患者さんはとても気持ちが楽になると感じました。終末期の患者さんにかかわる時、必要なのではないかと思いました。今回の講義で、いのちの重み、生きることについて考えることができました。

C　人間にとって生きるということにも意味があることを知りました。「今日の今のこの時」ということを忘れて、見失っていました。全てを一度「無」になり、頭の下げられる患者になれる人間として生きていかなければならないと気付きました。

D　日々時間に追われ、流されて生きていた中で、立ち止まり、自分を見直すいい機会を作っていただいたことに感謝します。「我が悪しきことを申されよ、聴いて心中を直すべし」(蓮如上人)。とてもいい言葉ですね。ノートに大きく書いてみました。自分の戒めにしたいと思います。

E　自分自身の無限の過去が「今」になっているという。先生自身の今の全てが「私の自業自得なんです」と言われた時、患者さんが「そうなんだ……」と納得された話。このお話で何人もの患者さんが癒やされたであろうと……。とても感動しました。「なんでこんな病気になってしまったのか」の答えに「ストレスが多いから」とか、「家族にも同じ病気の方がいるから」といった説明をされても納得できないと思います。このような仏教のお話を聞いて救われた方はたくさんいると思います。言葉の影響力は凄いと思います。

F　私はこれまで「生きるとは」について考えたことはありません。今回お話を聞いて、今私がここにいるのは、無限の過去からの先端で、私のしたことの結果で、つまり自分のストーリーを作り出している途中であることがわかりました。

そのストーリーの中で足利源左さんのような「何事にも〝させていただく〟、頭の下げられる人に近づけたら、私にとっての最高の生きる意味へとつながっていくのかな」と感じました。

病院オリエンテーションの課題

この「病院のこころ」の講義を受けた職員はもう平成九年から一五〇〇人を超えたかもしれない。

新人の感想文がホヤホヤの湯気をあげて提出されてきた。一読の途端、その素直さ、新鮮な気持ちが伝わり、若い新人たちがこの講義を真摯《しんし》に聞いてくれたことを嬉しく思った。

感想文から、あの一時間半が実に有意義な、素敵な時間だったと思えてきてホッとしている。

この講義は「真のアイデンティティーに出遇って欲しい」。これを一言で言ってしまえば「私は私で、本当に良かった」と今の自分のまま悦べる世界との遭遇《そうぐう》ということ。

これで人生、意外と「鬼に金棒」。この金棒が備わってないと、どこまでも「頑張るぞ！」、「自分がしっかりせねば！」であり、較べ合いの世界でうぬぼれたり、惨めになったり、意気消沈、人をケナして優位になることが嬉しかったり。一言で言ってみればグチャグチャ（愚痴、愚者）人生。世の中、不和のギシギシ音の根源はコレであろう。

人生の最期、誰も彼も未完のまま終わる。どんな緻密《ちみつ》な計画性を持って生きた方でも……。人生の意味を知り、生死の解決が済むという完結とは？　その答えを仏教と言う。それを聞くのが私たちにできる唯一の完結。聞くだけだから、聞こうとするか、しないかだけ。誰でも可。聞けたとは人生がハッキリし、スッキリー！　となることを言う。

しかし、仏教には用事がないと言われる方々もないではない。「本当に生きる道」とは何か？　と聞いて目が覚める。コレが釈尊の出家の意味であり、本当に生きるということの解決は、この教えの中身そのものと言える。

仏教の深い智慧に学んだ真の幸せの在り方には真の満足と安心が必ず備わっている。仏様に頭が下がり切った生き方そのものが人の心を潤し、心にゆとりある生活が始まることを我々は二十年間、ココで学んできた。

ビハーラの日に限らず、ココではいつでもどこでも自然に会話の中に仏様を仰ぐ心が流れているのを実感している。これが仲良く暮らせる空気だなー。そう、ブータンのごとく静かに粛々《しゅくしゅく》としていて、その仏教的高度な価値観に裏打ちされた雰囲気の存在が見え隠れしている当法人。

仏様の他力から流れ出る余裕。他力だからこそ、他力だからこそ……頑張らなくても良いという気楽さがある。我々の心を潤す安心の心地よさ。みやざきホスピタルはもう桃源郷をフトコロにしている感がある。確かにココの人々はおおらかに仲良く、なんだか幸せな笑顔で仕事ができている。あぁ、「ここはブータンしている！」と思える日が増えてきた。職員、患者さん共々やっぱり「ココにいる今が幸せ」という桃源郷がここには確かにあるようだ。そして自然と、やっぱり「お浄土があってよかったね」に行きつくのである。

第二章　みやざきブータン村へようこそ

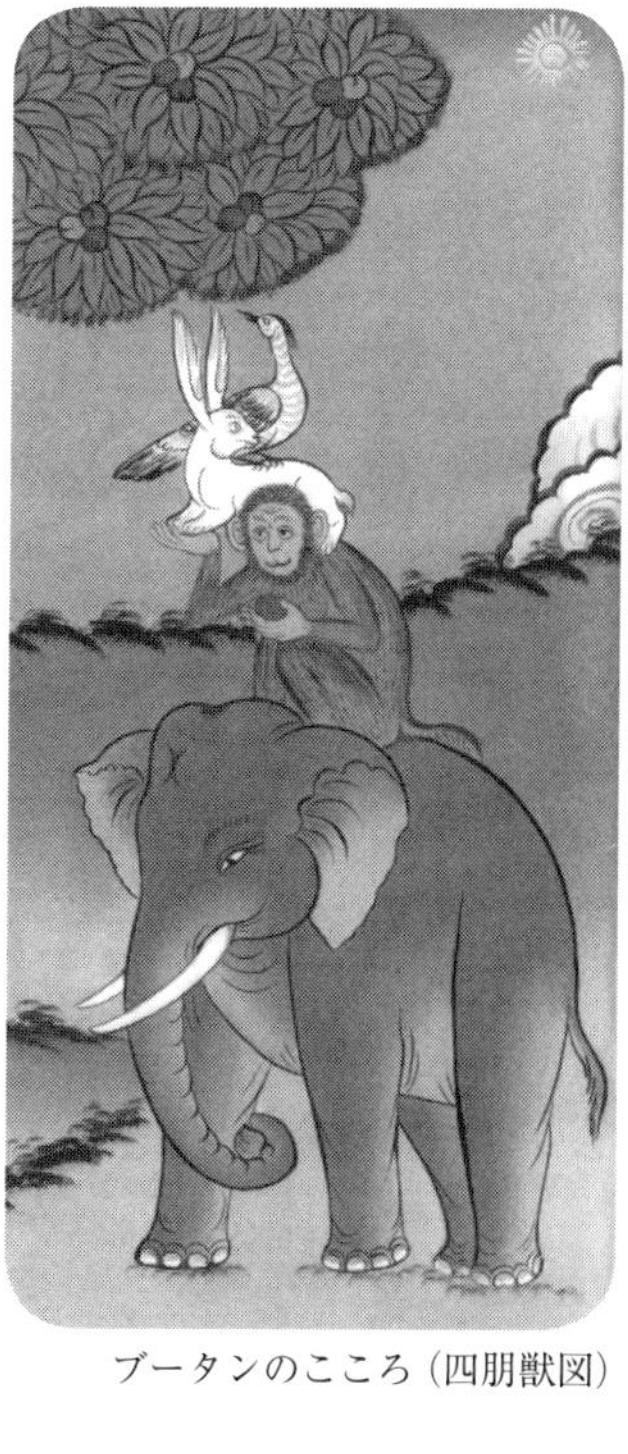

ブータンのこころ（四朋獣図）

我々はどこから来たのか　我々は何者か　我々はどこへ行くのか

火祭りで焼けた

我々の予想もしない突然の始まり方で、お祭りのクライマックス、火渡りが始まった。いきなり群衆が走りだした。何故か私までも「ワーッ！」っと火の中に走り込んで、その熱さに仰天！　焦った。早く走り抜けよう、必死に誰もが前つんのめり状で走る。アレ？　前のブータン人、今にも転びそうで危なっかしい足運び。前が転べば巻き添えで…危ない！　やっぱり転んだ。とっさにそれを横っ飛びに避けて走り抜けた。フー、助かったー。危険極まりない火渡り。しかし、一度体験すると……そう、もう一度やってみたくなるのは何故？

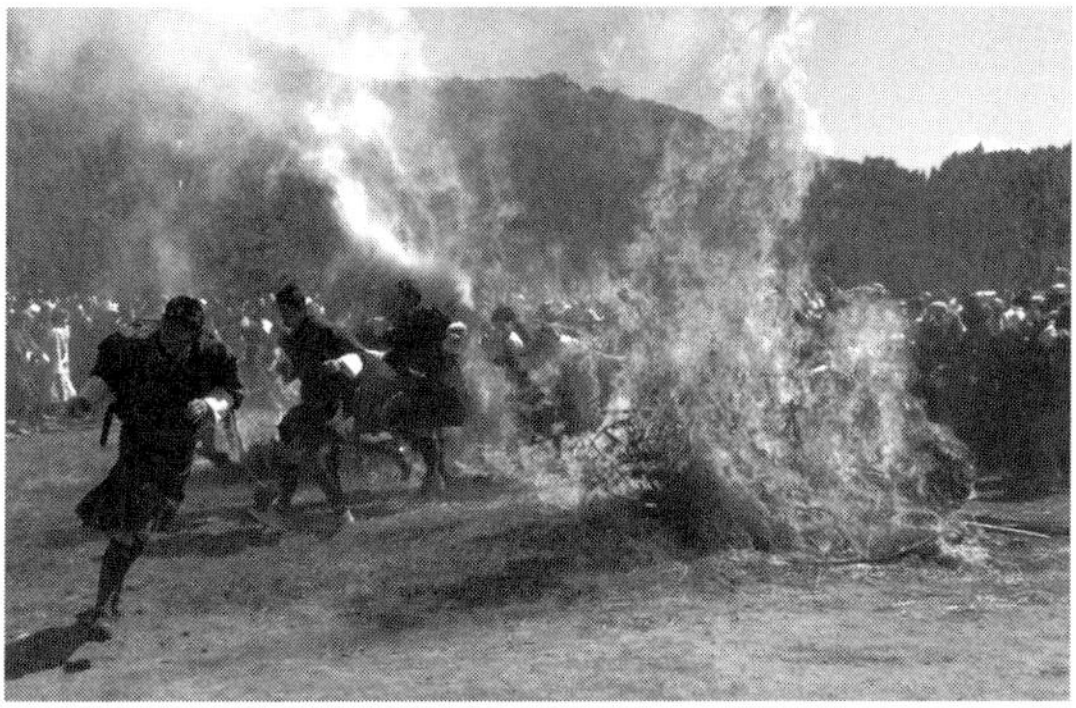

二度目。火勢がとんでもなく強まっていることに、火に入ってから気がついたが、もう遅い。顔に火ぶくれでも出来そうな危険な熱感、まずい！　慌てて顔に手を当て熱をさえぎった。今度は前三人がなだれを打って転んだ。巻き込まれたら焼け死ぬよー！　制服姿の警官が転んでる者の服を引きずり、人に火が燃え移る寸前に助け出している。朝夕の通勤に駅の階段で日ごろ鍛えてあるそのフットワークがなかったら……私も、アー危ない、もう止《や》めよう。

帰りのバス内で「二度もくぐった」と言うと、「それじゃ足りません」と旅行仲間が言う。三回が本当だと。三とは三世（過去世、現世、未来世）、これらの罪をあの火が消すのだそうな？じゃ、私は今までの罪は消せたが、未来はまた罪まみれで生きていく？のであろうことになるよ。

後ろの座席から「宮崎さん、服が焦《こ》げてます」「えぇッ!?」

大好きなビビアン・タムの服は残念ながら穴があき、ダメにしてしまったという粗忽者《そこつもの》のお粗末な結末。

ブータンの豊かな精神文化とは――三世を生きる

「我々はどこから来たのか　我々は何者か　我々はどこへ行くのか」

この三世、過去・現在・未来の謎を釈尊は覚り、解き明かしてくださった内容が仏教と言われる。

今の時代、この三世を見据えて今も生きた仏教文化をしっかり持つ民族がブータン人である。GNPは最下位に近いにも拘らず、国民の幸福度（QNH）が世界一高いという珍しい国で、豊かな自然も原始のまま残され、昨今、地上の楽園、桃源郷、別天地、シャングリラ（理想郷）などと表現されるほど、先進各国から「夢のような国だ」とだんぜん評価されてきている国である。経済大国日本人にも一番人気となっているが、日本人はブータンという国をほとんど知らない。

人口は一〇〇万人程度。ブータンの西、南、東はインドであり、北はヒマラヤを挟んでチベットが隣接している。日本をはじめ、西洋的価値観の横行する世界の国々が多い中、近年まで鎖国をしていたことも幸いしてか、自国の仏教文化を守り抜き、保ったブータンであった。国王と僧正と政府はブータン人のアイデンティティー（同一性）とは何かを知っており、何が一番大事か、守るべきは何かを心得、それを実践してきたに違いない。仏様のモノサシを基準とし、その判断で国家は運営されているといって良いであろう。なんと賢く、智慧の優れた国であろうかと、羨ましく思う。

国の宗教はもちろん仏教。人々は生まれながらにして、「来世をより良いところに生まれたい」、これが子供も大人も人生の中心的目的であり、それを念じて一生を過ごす。お寺に限らず、歩きながらのお念仏、ベンチに座っている人々のお念仏「オンマニペメフォン、オンマニ……、……」(日本語の称名念仏は南無阿弥陀仏・ナモアミダブツ・ナマンダブツ・ナマンダブ……)が毎日聞こえてくる。子供も大人も、この声のある景色の中で日暮らしをしている。

ここで思い出して欲しい。もうお気付きかもしれないが、我々の職場、ブータンしてません？　エレベーター内で聞こえるお念仏、病棟で発せられるお念仏、廊下で、送迎車内で聞かれるお念仏……。やっぱりこのごろブータン的か？　否、昔日本にあった本来の風景か？　それが近年みやざきホスピタルの中に始まっているのでは？

癌と余命と告知と本音

四月十九日、船橋市の病院に入院している友人のMさんの見舞いに三人で出かけた。

十七日夜、奥さんから電話があった。我々が二十代の頃、築地本願寺の仏教青年会の仲間だった二人は結婚に至った。彼の奥さんからの電話で、「お久しぶり」と軽く言うと、夫の入院、そのいきさつ、癌で余命が三～六ヶ月と急な告知を医者から彼女だけが知らされ、医者は彼にも告知をしようと言うが、彼女はまだ言わないで欲しいと断ったこと、彼が治療を何もしてくれないと苛立《いらだ》っていたことから、宮崎さんに電話するように彼から言われたことなどを矢継ぎ早に話し、最後は泣き声になっていた。「とにかく会いに行くわ」と電話を切った。

当時の友人も誘い、三人でお見舞いに行くと、当の彼は全く食欲が無く何も食べていないのに、嬉しそうにしゃべり、意外と元気。肺の腫瘍《しゅよう》が脳に転移していて、その脳内の原因で足の麻痺をおこしていることを彼は知っていた。よくあることだが、医者が癌と言い切れず腫瘍と言うために患者が良性腫瘍と思い込み誤解が生じる。彼も悪性の認識が甘く、言うことが論理的におかしかった。「告知をしよう」という彼の主治医の意見は正しい。

話を総合するとやはり今、彼自身が本当の病名を知らされないことで、実に彼はだまされた状態でいることが私にはわかった。我々は彼が真の念仏者であることを知っている。我々はそのような彼を尊重したかった。そこで私は、奥さんの聞いたという告知と余命の話を彼に話した。

するとと彼はあっさりと「お浄土があっても誰も死にたくはないもんだよ」などと言う。ここで病室内の空気がガラッと変わった。「でも死にたくはなくても、こんな娑婆《しゃば》には長居は無用でしょう」などと賑やかに本音の話が次々間断なく続いた。

彼が先に往ってお浄土で待っているという話になったところで、彼がふ、ふ、ふ、と笑いながら「むこう（浄土）で、皆スグには来ないだろうな、としばらく待っていても誰も来ない、もう相当待ったが……おかしいな？……とうとう誰も来なかったってことも……」と、いかにも可笑《おか》しそうに体を揺すってふ、ふ、ふ、と笑い、我々を大爆笑させたりした。（つまり、「私はお浄土に生まれることができたが、皆さんはとうとう浄土往生できずじまい、どこへ往ったやら……」という話）とにかく久しぶりに本音で話せる相手が来たとばかりに、彼は上機嫌で笑ったり、しゃべったりの二時間半があっという間に過ぎた。何も食べていないのに……こんなに元気？　首を傾げるほどであった。

とうとう奥さんが言った。「私は、告知などしたら、あなたはがっかりして死期が早まるんじゃないかと……」と。ここに到って、さらにはっきり本音で話が始まった。我々は「死んでいる場合じゃない。忙しくなるよ」と言い、「約束して欲しい、意識のある間に……

我々の例会（YBAS：Young Buddhist Association Seminar）の案内状に五回掲載分ぐらいの遺言を急いで書いてくれること。辞世の句か、辞世の詩も書くこと（彼は詩人である）」と。また、我々の会の書類を今まで一手に引き受けてくれていたので、「パソコンのデータをAさん（いっしょに見舞いに来ていた）のコンピューターに移すこと」等を言うと、彼はまた、ふ、ふ、ふ、と笑いながら「お見舞いなんてのは表向きの口実で、ふ、ふ、ふ、実は書類のデータ目当てに来ただけでしょう」と皆をからかって、また笑わせた。

　奥さんもいつの間にか、ホッとした優しくにこやかな表情になっていて、いつもの明るい声で会話に活発に参加していた。皆で写真撮影しようと言うと、ついに彼女は、いつか従兄弟《いとこ》が葬式用にとこの人の写真を撮っていたから、いつどうなっても写真に困ることはない、などと言ったりして、また笑わせた。夫婦の会話は、「その写真はあの引き出しの中だから……」と急に具体的な打ち合わせまでしていることが可笑《おか》しくもあり、二人のあっけらかんとしたもの言いがうらやましくさえ思えた。死を目前にしてのこの明るい会話は、夫婦そろって倶会一処《くえいっしょ》（お浄土という一つ処《どころ》で倶《とも》に会える）ということへの信頼や安心があってこそ成立するのであろう。

　六人部屋、カーテン一枚で他の患者さんにつつぬけの声。その同室の患者が余命たった三〜六ヶ月だと聞こえた後、遺言のことから、お浄土で待っていること、辞世の句、などの話が笑いの中で愉快そうに語られているのを聞いて他の五人の患者さん方はどう思ったであろうかと、帰って来てから思い出し、私もふ、ふ、ふ、と笑った。この病室には生死にかかわる入院者は無く、他の患者さんは事故の骨折などが多い整形外科の病室であるとのことで、助かった。

翌日、当院ナースステーションでこの話をして「死んで往く所が無いと、こんな話はできないねー」と言うと、「私は往く所がありません」と看護師の一人が顔を引きつらせ気味に言った。

「ビハーラに出て聞いているでしょ、皆にお浄土からお念仏は届いているから心配ないと……、また、このみやざきホスピタルでは周りのみんなと本音で話し合えるよね」と言いつつ、その看護師に『我々はどこからきたのか　我々は何者か　我々はどこへ行くのか』という生死そのものの解決を聞いて……と促し、言った。その時、ナースエイドさんの一人（夜の「やさしい仏教講座」が大好きな方）が「お浄土に参ることは決まっていても、やはり自分が死ぬのは嫌ですよね」とハッキリ言われた。さすがに彼女は念仏者らしいキッパリとした言い方であったのが嬉しかった。

尊敬されない日本人

さて、現代の日本人の何%が来世をより良い所に生まれたいと生きているであろうか？つまり、無宗教を当たり前のように平気で生きている日本人の多いこと。

日本国は貧しい国にかなり援助もし貢献しているらしい。にも拘らず、挙句《あげく》の果てにエコノミック・アニマルなどとバカにされるのは何故であろうか。本当の尊敬、本当の信頼をされていない日本国ではあるまいか。その理由は宗教に学ぶ価値観に基《もと》づいた自信や人生観が見えにくいのかもしれない。ナニを言っても、しても、まともな宗教が有るか無しかを、海外の人々はかなり重視し、そこで信頼の度合いが歴然と違うことを日本人はもう少し知るべきであろう。

一方、日本の僧侶のあり方にも大問題がある。日本では仏教を伝えるはずの僧侶が、人の「死」で悲しみにくれている通夜、葬式という貴重な機会に読経だけでおしまいにするとは実に勿体ない。身内の死を目前にした人々に僧侶は「今度はあなたの番だよ」と、避けて通れぬ死ぬ身であること、死の意味、人間に生まれてきたことの意味、人生の最も大切な宗教の意味を説く絶好の機会であろうと思う。死体のその間近に座しながら、全く法話をなさらないとは……。僧侶とは「葬儀の専門家」ではないはずと、残念に思っている。

当院の職員の一人は僧侶が話をすれば法話だと思っていたという。「そうではない」。たとえ僧侶がしても、故人を褒《ほ》めたり、仏法に結びつかない話であれば、それは法話ではなく、「世間の話」である。成仏道の中身を語るのが法話である。仏教は人間の話では無い。仏様の救いの話である。従って、僧侶自身に仏道があるお話がご法話であり、お説教と言われる。お説教とは仏様のおおせ、つまりお経の中身。お坊さんが話せば何でも法話と思っていたら、せっかくの日本の貴重な伝統仏教も今やお葬式のためと誤解され、損なわれかねないのである。我々凡夫はその仏法の中身を聞くことが人生で最優先されねばならない最も大切なことなのに、日本の人々はそれを説いてくださる僧侶にはなかなか出遇えないようだ。

しかし、みやざきホスピタルでは、その珍しい希有な仏法をわかりやすく説いてくださる僧侶の方々が毎月来院されて、本物の僧侶による本物のお説教が聞けるのである。

日本のブータン・みやざきホスピタル

我々の幸せは、仕事しながら、入院しながら、デイケアでも、この人生の肝心要《かんじんかなめ》を毎月聞けるということ。他院にはないであろうこと。スゴクありません？

ブータンは野良犬だらけだった。犬をいじめない、殺生はしない。魚釣りも殺生であり、蚊取線香さえも殺生の道具と見て嫌がるのである。

「世界の最先進国はブータンだ」と、著名な養老孟司先生は言い、「全ての日本人はブータンに行けば良いのである」とも言っておられる。だったら「日本人は皆、みやざきホスピタルに行けばよいのだ」と言ってしまいたい。一八〇度、人生観が変わる……と思いますが……。

みやざきホスピタルがこの頃ブータン的かもしれないと思えてきた。理由は、患者さんやデイケアのメンバーさん、職員の言動に、仏教的感性の漂う雰囲気が生じてきたように思えるからである。思惟《しゆい》の素材の根本に、また生命の意味づけに、どこか仏教的世界観にもとづく発想、発言が増え、私の方が驚かされることが多くなってきている。

「自分の価値観を守り切ろうとしていませんか?」と養老孟司先生は言われている。今の日本人は、自分が変わることを嫌う。「自分が変わる勇気を持とう」とも先生は言われる。

一方では、当院に「やさしい仏教講座」が開かれている。毎月夕六時半から布教使の法話一時間、質疑応答一時間。この会で何回か連続で聴聞した看護師Mさん、「私、もう会には出ません」と言った。その理由に驚いたのだが、「私、自分が変えられてしまうようで、怖くなりましたから」と言う。仏法は素直な愚者になってはじめて聞ける。

次に素直さのお手本のような例をあげますから、お考えいただきたい。当院デイケアのメンバーさんやデイケアのスタッフの皆さんのなんと素直なこと。20も30例も全てを載せたいがスペースの関係で極一部しか載せられないのが残念である。

《平成二十年十二月十一日 デイケア 「トレビアン・ト・レ・ジュールの感想文」から》

●Y氏（五十七才女）

今まで仏様にあまり関心がなかった私が親鸞聖人の行いを聞き、そしてお浄土があるのだ、そして誰もが、私もその中の一人として、そのまんまの姿、形をもってして仏の手の中でお浄土に行けるのだ。安心して生きていけるのだということが少しずつ心に受け止めていけるようになり、それを病院で学べる、デイケアで学べるとは、なんと幸せなことでありましょう。これからもビハーラを心に受け止めていきたいと思います。

●K氏（二十三才男）

自分は今まで、失敗や迷惑ばかりかけていた。七転び八起きしながらまだ転ぶんではないかと不安がある。ビハーラは何万回倒れ転がっても起こし救ってくれるとのこと、そこに幸せを感じる。

●M氏（五十七才女）

ビハーラを病院がしている意味：人間は弱いから話を聞いて安心して生きていける。

●S氏（三十三才男）

自分にとってビハーラへ参加することはとても意味が深いことだと思っている。毎回いろんな先生の法話を聞いて、一つ一つの言葉に感心させられるが、「他人の目を気にせず生きる」という一言がとても印象に残っている。だから自分のことをもっと愛して、ひたすら真直ぐな気持ちで生きていけたらいいなと思う。そして、今この世の中に生まれてきたことを大きな誇りと考える。この先ナニが起こるかわからないが、困難にくじけず生きていけたらと思う。

●Y氏（四十八才男）

人間はいつの日か死を迎えますが、普通の人たちよりも病院の職員の方にとっては死は身近なことのように思えます。そういうことから考えると、ビハーラというものは病院にとって、あってしかるべきものなのではないかと思います。仏教は心の救いだと思います。

生きている間は死について考えさせられますが、死んだ後どうなるのか、自分では分かりませんでした。が、お浄土があって良かったね。ナンマンダブツ

●Y氏（二十七才男）作業療法士

死と関係が深い病院自らが死という負のイメージを払拭《ふっしょく》することは、死から逃れられない人々にとって何よりの救いとなり、安らかなる死を迎え入れられるのだろう。すなわち病院そのものがビハーラと化すのではないかと思われる。そういった意味で毎月一度、仏法を聞きに行くことは本当に大切なことを気づかせてくれる機会であることに間違いない。

《平成二十一年三月五日　デイケア　「トレビアン・ト・レ・ジュールの感想文」から》

●K氏（二十三才男）

日頃自分は仏様は拝んでなかった。仏様はそれでも自分のことを拝んでくれているとのこと、それがとても嬉しい気持ちになった。これからは仏様に感謝の気持ちを込めて拝もうと思いました。

●M氏（五十七才女）

私は仏様に拝まれていると聞いてびっくりした。これからは私も仏様を拝もうと思った。

●K氏（四十二才男）

この間のビハーラは久しぶりに大変楽しく聞かせてもらいました。仏間での座談会もとてもおもしろかったです。仏様に拝まれているというのは、だれしもの願いであると思うし、私も仏様に拝まれるというのは、私の願いであるし、幸せだと思います。また、私自身も仏様に救われているのは有り難いと思っています。今後もビハーラやトレビアンで色々なことを聞いていきたいと思います。

●Y氏（四十八才男）

トレビアンに出て仏教の話を聞くようになり、少しだけ仏様の心が理解できるようになってきました。煩悩の身でありながら仏様の方が拝んでいてくださるなんて、どんなに幸せでありましょう。これからは仏様に拝まれるより拝む方になり、友人や家族、人とのつながりの中で人にできるだけ良くしていきたいと思います。人間はいつ何をするかわかりませんね。自分でも思い当たるところがあります。こんな私でも最後は仏様が救ってくださるのですね。

●S氏（三十才男）

仏様が僕らのことを拝んでくれているということは今初めて知りました。なるほど〜それは知りませんでした。僕らのことを日々愛してくれているのかと思うと心が満たされるようです。例えば僕らが死んだとしても、拝んでいただけるのかと思ったら何と大きな存在なんだろう！　つまり、言いたいのは神も仏も人間が作ったざれごとではなく本当に存在するでしょう。なぜなら僕ら人間が存在しているからです。

●Y氏（二十七才男）作業療法士

「人の生き方は方向のない生き方をするものである」と述べられているように、人の生き方はあまりにも多くありすぎて方向づけられないのかもしれない。全く同じ生き方ということはないため、人によっては共感できる生き方もあれば、違和感を覚える生き方というのも存在すると思われる。しかし、どちらにせよ、既にみ仏が私たちを拝むものに仕上げるために、み仏が私たちを拝んでいるとすれば、どんな方向を向いて生きてゆこうとしても、自然とその先には、み仏が救ってくれるという点で共通しており、包まれた存在なのだなあと、有り難く思われる。

●N氏（二十五才男）

仏様は自分にとって今まで拝む相手だと思っていましたが、知らない所で拝まれていることに気がつかず、たいへん申し訳ないと思いました。なのでこれからは仏様には感謝しなければと感じています。

お念仏とは何？

声に姿はなけれども　声のまんまが仏なり
仏は声の　お六字（南無阿弥陀仏）と　姿をかえて我にくる

ビハーラの日、仏間での座談会に出席の看護師のお一人が勇気を持って質問された。とっても素敵な笑顔で、

「ちょっと良いですか？　大変初歩的な質問ですが、南無阿弥陀仏って何ですか？　ナムアミダブツとか、ナマンダブっていうのは同じことですか？」

と聞かれた。いかがですか？　皆様はこれに答えられますか？　実はこの看護師さんは最近入職された新人ナース。私どもはもう十五年間もビハーラの会を開催しており、一七五

回もこの会が実際この院内で開かれている。

もし患者さんや、センターやデイケアのメンバーさんに「お念仏っていったいナニ？」と聞かれたら「ハイ、まってました、お答えします」とスッキリ答えられますように。これは今年の課題といたしましょう。

簡単に一言で言えば「南無阿弥陀仏」というのは私の声になって届いてくださった仏様。阿弥陀様の功徳が私に届いて働いてくださっている証拠が南無阿弥陀仏の声である。南無阿弥陀仏と称えることは「必ず救うぞ」という、親の呼び声を聞いていることになる。つまりお念仏している私が既に阿弥陀様の「必ずおさめ取って捨てない」という救いの中にあるということ。

死ぬのではなく、お浄土に生まれることなのです。あー、よかったですね。だから私共は、ようこそ、ようこそ、ナンマンダブツとお礼をしましょう。

アノネ　世間の評価や
評判なんてものは
すぐ変わるんだよ
人間のものさしだから

いつでもどこでも
永遠に変らない
ほとけのものさしを
持つことだね
（相田みつを）

仏法をあるじとし、
世間を客人とせよ
（蓮如上人御一代記聞書一五七条）

いのちの目的とは何か―大震災と仏教

大震災年を大仏教年としよう

大震災で助からなかった多くのいのち、助かったいのち。その中で何度も耳にした声。若者も小児でさえも言った。

「これからは〝いのち〟を大切に生きていきたい」と。

本気でそう思ったに違いない。（亡くなった方々のいのちに成り代わって大切に生きよう）という思いが見えてくる。これこそ亡くなった方々へ「あなたの〝いのち〟をムダにはしません」という素晴らしいメッセージではないだろうか。

「では、いのちの目的は何？　どう大切に生きればいいの？」

いのちの大切さの答えとは？　震災年の今こそ、この答えを一番の目的としようではないか。

いったい〝いのち〟の目的とは何か？　目的が間違えば大変！

人生は元には戻せない。多くの日本人が健康第一、健康に感謝して生きることこそいのちを大事に生きることだと言っている。では老いず、病まず、死なないことが〝いのち〟の目的なのか？　おかしい間違いにスグ気がつくだろう。必ず老い、必ず病み、死ぬ時が来るのだから。

二五〇〇年前にこのいのちの答えがお釈迦様のところで覚《さと》られてある。これを仏教という。以来、仏教はあらゆる時代、全ての人種にとって矛盾のない普遍的解答であることから、世界的に尊ばれ、今日に至っていることは周知の事実である。

いのちの意味そのものが仏教なのである。迷いの人間を迷いを超えた仏法と出遇わせ救う教え、それが仏教である。いのちの答えに出遇った人々によって今までブレずに伝わってきた。仏教が真実である証拠は、聞けば誰でも無条件にいのちの深い意味に出遇い、人生の目的（解答）が済むことである。人生はこの仏法（如来の真実）を聞くことが目的であったのだと釈尊は覚って教えてくださった。

この大震災によって日本人が、人間に生まれたいのちの真の目的とは何ぞや？　と問うことこそ、亡き方々の存在を、そのいのちをムダにしないということである、とハッキリ言いたい。

だから、震災年度は日本人の仏教年度となることが最も大切であろう。

東日本大震災とみやざきホスピタル

私はその時、みやざきホスピタル一階、職員トイレの中だった。凄まじい揺れ、二秒後「停電！」真っ暗闇・危険！

職員通用口から飛び出した。ごうごうと鳴る地鳴り。あろうことか八階建て病院ビル全体が不気味にギッ、ギッ、ガッ、ガッと鳴って揺れている。「いよいよきたかー、これだったのか」脳裏をかすめる「最期」の二字。

「中の患者さんは？」

いつ止むのか？　ガンガン増強する揺れ。何度も繰り返す震度6～5。波間のボートの中に立っているような揺れと不安。「あら不思議」窓ガラスが一枚も割れない（「成田空港公団からの補助の防音用強化ガラス窓とサッシだから」「病院は免震構造、震度7～8に耐える」と事務局が言っていた）。

さて、最上階レインボーホールでスポーツをしていたデイケアのメンバーさんたちは「死ぬかと思った」……と。各階ナースステーションでは物がメチャメチャに散乱。病室の大きなロッカーが倒れる音の恐怖。

その激しく恐ろしい状況の中で職員は「患者さん救出」を最優先で走り回ったと……その職員の使命感、責任感。毎年の防火災避難訓練はムダではなかった。

真面目な職員たちを誇りに思い、感謝で胸が熱くなった。

突然、東北関東全域の電車も高速道路も不通と化した。当日勤務医師六人全員、事務局、本部長など多くの職員が帰宅不可。院内泊。その後、何日間も常磐線不通で東京方面からの当直医も出勤できないと連絡が入る。医師数人と私も帰れず、院内泊まり込み医療を六日間続行。

平成二十三年三月十一日午後二時四六分、マグニチュード9を超す世界第一級の巨大地震と二〇メートルを超す巨大津波の威力。二万人を超す人を呑み、動物も町も何もかも消えた。

世界一長距離に渡る被災地図。さらに福島第一原発の破壊と人災問題。放射能の不気味さ。今後はどうするのか？　避難民はどうなるのか？……

地震からピッタリ一ヶ月目の四月十一日、数限りない余震の中で再び最大級のマグニチュード7の余震。テレビ画面に茨城県南部霞ヶ浦の地図周辺に震度6の数字。給食時間帯にエレベーターがストップ。地下一階から人海戦術で六階まで給食運搬リレー。一ヶ月目、被災者・支援者の合掌、黙祷。テレビ画面に肩を震わせ泣いているらしい老若男女。その顔はマスクで見えない。

前代未聞の大震災はあっという間に世界の国々に知れ渡った。支援物資、ボランティアが支援。それ以外にも我々日本人の心を和ませてくれた映像は、海外でも外国人が四月十一日、日本人に向けて合掌をするという心温まる姿であった。

有名な「近代彫刻の父」と称されるオーギュスト・ロダンは、「人間の最も美しい姿は乳を飲ませる母の姿と人の合掌している姿だ」と言ったという。

合掌はインド起源の仏教礼拝の仕草。世界の人々は日本を「仏教国」と思っており、合掌は他者を敬い、尊ぶ時の姿であることも知っている。外国映画の中でも日本人は握手ではなく、合掌して頭を下げるシーンをご存知であろう。

今時の日本人は残念ながら日本が仏教国とは思っていないし、合掌の挨拶には違和感を感じる。しかし日本のお寺の数七万五千寺はコンビニの数約四万軒に対し二倍近くもあるという。とすれば、元来「仏教国」で無いはずはないと思うのだが、なぜ「私は〝仏教徒〟です」と言えないのか、また無宗教と言う日本人だらけになってしまったのか？　日本中のお寺のお坊さん方、どうしたらよいのでしょうか？

科学者の先頭にいるアインシュタインも「科学なき宗教は本当のことを見る眼を失い、宗教なき科学は不健全である」と宗教の大切さを言っている。

他を敬う大切さ

ビハーラの日、ご講師の布教使さんとエレベーターに乗り込むと、乗り合わせた数人の男性が我々二人に合掌し挨拶をする。私には日常茶飯事。ところが僧侶である布教使さんの方がビックリされ、「ここはインドですか？」と驚きの声を上げられた。中には私に合掌し、「ナンマンダブツ」と言われる患者さんやデイケアのメンバーさんもあり、もちろん私も「ナンマンダブツ」と称名《しょうみょう》し、挨拶を交わす。日本中のお坊さん、これホントのことです。

他を敬うから合掌である。お念仏とは最も頭が下がったどん底に立地するとき、ピュアなお念仏がポッと口に出る。お念仏経験者は知っているであろう。自分の頭が下がり切る場所（お念仏）に立つと、実は自分がホッとし、心落ち着かされ、素直さも蘇る。

そこまで良いことずくめなら、試しに会議の前、会議中にそっと「ナンマンダブッ」と称えてみてはいかがであろうか。人を敬い、人の心が汲める優しさと柔和な笑顔と、ユーモアをベースに話し合い、考え合うのは理想であり、素晴らしいではないか。そんな雰囲気をいつも願っているのだが、贅沢《ぜいたく》なのだろうか?

合掌の心で相手を傷つける行為や心、言葉は出ないであろう。敬うということはなぜ大切なのか。敬うからこそお互いに幸せになれるのではないだろうか。

インドでは「ナマステ」と挨拶。外国では「合掌する人は仏教徒」という観念のようだ。仏教の合掌は、仏様ばかりか全てが尊い存在だと合掌し合いながら生きてゆく道。

仏様という鏡の前に立つ

リーダーになる「修行や品格」を手に入れたければ「ビハーラ」に出れば手っ取り早いであろう。コレ本当のことです。

当法人には十七年前からビハーラは毎月開かれている。でも聞かない職員から「解せない」という声。聞くか、聞かないで解らぬままにするか。

お説教は自分自身を聞くことになる。すると自分がいつも否定される。これを「つらい」

「言われたくない」と思うか、「有り難い」「自分の愚かさを省みよう」と思うかが〝聞く〟〝聞かない〟の境目であり、「成長しようとする」「このままで良い」と思う、その境目とも言えよう。お茶飲み時間、昼休みを割《さ》いて自身の修行と思って40分の時間を聞くことで是非「成長」を目指してほしい。

なぜこんなことを言うのか？「ビハーラ」を聴聞すると必ず仏様に育てられる。これが良い。まず自身の邪悪な心が露見されてくることで育てられる。

鏡で毎朝自分を見るのは女性だけであろうか？ビハーラに出る者は仏様という「鏡」の前に立ち、毎度「自分は間違いだらけ」が見えてくる。鏡無くして自分は見えにくい。仏様の前に出ない者は「自分が正しいと思いがち」の人間になる。

自分で反省することが正しいこと、良し、とする人が多いが、仏様の鏡ほど厳しいものはない。自分で自分を反省する比ではないのである。反省できると思っていることが高あがりの行為であると、仏教はそこまで言うのである。愚者になり切る時、初めて仏様に頭が下がり切ることが起こるのであろう。

自分を肯定している人間に比べ、自己を否定し成長しようとする人間には品位を感じる。

この頃、若手男性医師三人が後ろの方に座り、寝ないで聴聞されている。興味深く聞かれているようで嬉しく思う。ある医師は「僕、お浄土に往きたいんです」と何度も言われる。「お浄土」という言葉を近頃は若手医師の口、ナース、ナースエイドからも聞けて嬉しく思っている。部下を指導する立場にある者も、修行と思ってでも必ず聞くのが良い。心が育てられる。

自分に「愚」が付けられるようになれたら一人前、仏法が聞こえてきた証拠。「自分が正しい」と思いがちな者はリーダーには不適切と思ったほうが良い。自分に愚か、不誠実、不足あるものと頷くことは自分ではできにくい。仏教は自分に対し、心底そう思われてくるから大切なのである。上司たる者、自分に無い良さを相手の中に見つけ易い人間になる修行の真っ最中であると思うのが良い。上司はまず率先してビハーラの心を習得し、手本を見せるのが良い。

「ヒトの欠点に気が付くより長所に敏感になろう」

これがビハーラの心でもある。悪い先入観には憎しみや嫌悪感が付きまとう。悪感情を持ち易い自分を制御できない者はリーダーとしての資質に欠けると思った方が良い。

職員一人ひとりがお互いを自分に無い優れた資質を持ち合わせた者と敬い合い、合掌の心で仕事をしていきたいものだ。これが最も相手を大切にすることであり、争いからかけ離れた良い人間関係を築ける秘訣であろう。

常に相手を、患者さんを尊く思えることが当法人の根本の理念であり、当院の本当の良さであると言って欲しい。

外国では、無宗教者は「信用ならぬ者」と見なされ、人付き合いにも支障をきたすという。なぜなら、宗教の無い者は頭を下げる対象を持たない者、敬うことの習慣を持たない者、自身に不完全を見ない者と思われ、恰《あたか》もブレーキが無い車のような者とも喩《たと》えられている。特に海外では危ない人間と思われても仕方がないようだ。

そんな訳で海外では家がお寺のお檀家さんなら「私は仏教徒だ」と言っておいた方が良いかもしれない。ただし、仏教と言ったら「仏教の教えはどんな教えですか?」とすぐ聞かれてしまうから、答えはちゃんとビハーラで聞いておいた方が良いであろう。

待つ、信じる、許す

和歌山の箕島高校野球部の監督、尾藤さんが三月六日に亡くなったという。春夏四度甲子園の頂点に立ったこの監督は、とっても怖い反面、生徒を愛する気持ちを持っていた。その笑顔には「待つ、信じる、許す」が込められていたという。

私は常々「愛情」を持って病院を運営していきたいと思ってきた。職員皆が互いに愛情豊かな職場でありたいと。そのためには、この「待つ、信じる、許す」がどうしても必要不可欠になる。他を非難し、「待てない、信じられない、許せない」という世界はどんなに和を大切にしようとしても、そうはならない。

我が子を育てる時は「待つ、信じる、許す」の連続だ。皆さんも子育ての最中の方、子育てが大方済んだ方も、年をとっても親子の関係は死ぬまで続くことを実感中であろう。

親鸞聖人は「一切の有情《うじょう》は世々《せせ》生々《しょうじょう》の父母《ぶも》兄弟なり」と言われる。生きとし生けるものは皆生まれ変わりした父母兄弟であるという。それなら職員の一人一人も親子、兄弟、夫婦だったかもしれない者同士であろう。この頃本気でそう思えるようになった。

互いが互いの非をあげつらわず、愛情のある職場であれば「待つ、信じる、許す」をやっていきたいではないか。ここの病院で仏教を柱に運営をしていきたいのは、世の中ほとんどが評論家をやって自己に善や、正義を据えてかかるから……。そんな世の中にあっても、ここみやざきホスピタルは、自己に善も正義も無いと、阿弥陀様にすっかり見通された自己、仏様から見られた自分に立ち返ったところでのお互いであったなら、ヒトへの批評批判がグンと小さく縮小されてくるに違いないであろう。

我々を待っておられる仏様は無限の過去から、我々に真実を聞いておくれと、必ず聞き開かせようと、浅はかで、浅ましく、愚かな私を「待ち、信じ、許して」くださっているとお聞かせくださっているのがビハーラである。子供の健全育成、大人の健全育成、成人後の不安や敵意のレベルを下げる働きをビハーラはしてくださっていると思うが、皆様はどうお思いであろうか?

大震災から、またビハーラが見えてきたので老婆心ながら願いを込めてビハーラに触れて記載をしてしまった。

ビハーラによって「愚者」の体験をしてみませんか、というお誘い文句では誰も近寄らないかもしれないが、愚者になったら人生が必ず明るくなることの方を言ったほうが皆、聞きに来てくれるかもしれない。

私たちは仏様の愛と優しさに包まれている

医局長　村田俊光

津波が街を呑み込み、原子力発電所が爆発。また「常識」が壊れました。今までにもこのような事がなかったわけではありません。被害のスケールという意味では戦後最大であったと思います。

戦争中、たいていの日本人は正義と信じ戦っていました。今、戦争が正しいという方はまずいません。戦争中の日本人は愚かだったのでしょうか。人間は進化したのでしょうか。人間そのものが進化したとは思えません。人間には煩悩・欲望があります。これははるか昔からずっとあります。消えません。消えたら人間が滅びると思います。そして人間にとって幸福の欲求・煩悩こそが最大の醜さであり、また最高の美学であると思います。

競争という形態を作り出し、可能性を試すという行動に置き換え、時には善意さえも踏みにじり、人間は人間自体をいともたやすく振り分け差別しています。

差別・偏見が問題です。それが戦争等さまざまな問題の根本と思いますが、なくなる気配はありません。

例えばマイケル・ジャクソン。亡くなってからは世紀のスーパースターとされていますが、生前はマスコミからどんな扱いを受けていたでしょうか。その結果、大抵の日本人は奇人・変人を超えて犯罪者扱いをして気持ち悪がっていました。疑惑を作り上げたアメリカ合衆国連邦捜査局（ＦＢＩ）自身が「私生活を十年以上モニター（盗聴・潜入など）した結果、加害者とみなす証拠は何一つ見つからなかった」と冤罪《えんざい》を情報公開法に基づき正式に認めています。しかしこのこともマスコミはほとんど扱っていません。十五年以上もいい加減な報道を繰り返してきたことを認めたくないのでしょう。

そしてその報道を簡単に信じてきた日本人。差別・偏見を簡単に持ってしまうという点で戦争の頃と全く進歩していません。

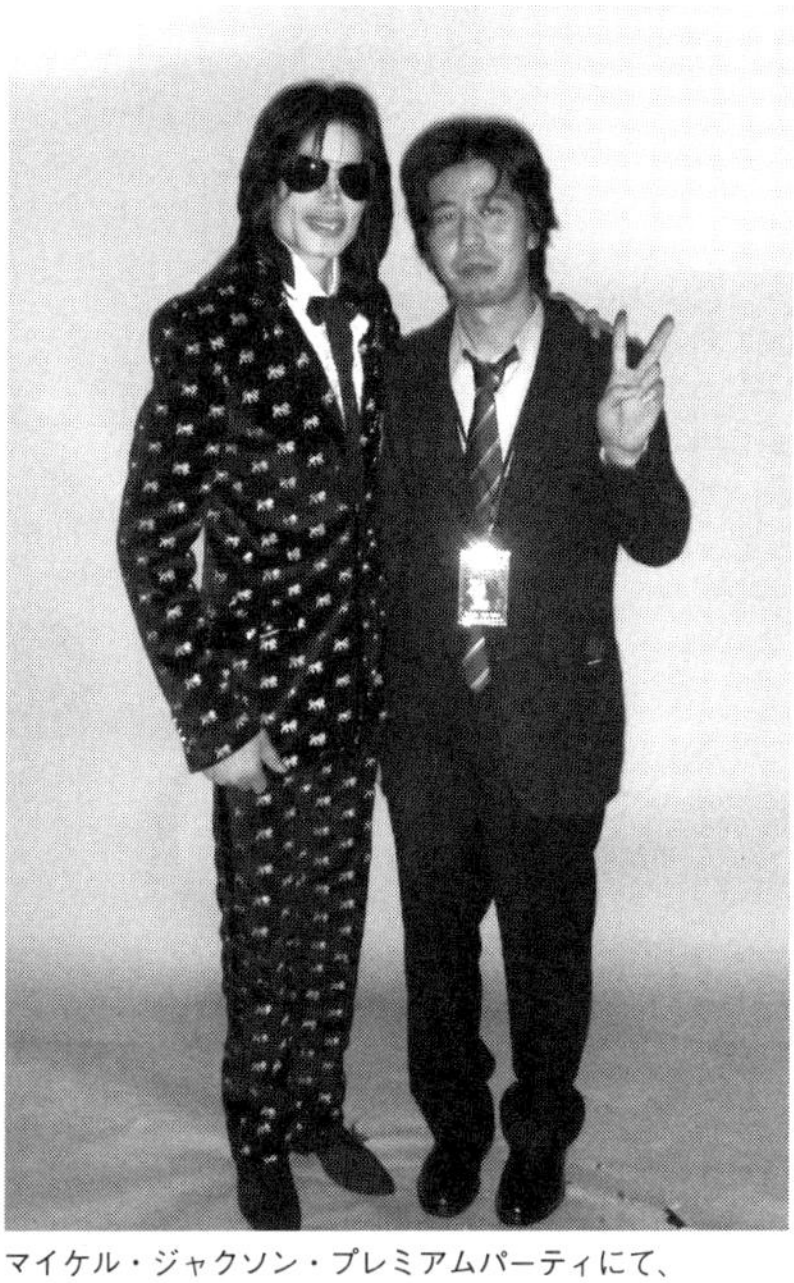

マイケル・ジャクソン・プレミアムパーティにて、
故マイケル・ジャクソン氏と村田俊光氏

ちなみにマイケル・ジャクソンは生前チャリティー活動を熱心に行なっていました。寄付金は四百億円を超えており、ノーベル平和賞に二度ノミネートされています。せめて私たちは差別や偏見を持たないように気を付け、自分で判断していきましょう。

今回の被災者で「自分も津波で死んだほうがよかった」と話す女性がいました。「自宅、家族、財産が津波で流され、今後の人生は苦しみだけ」と嘆いていました。私たちにも他人事ではありません。財政が破綻したら日本はどうなるのか、考えると途方にくれてしまいます。

みやざきホスピタルに来てから、仏教の話を聞くようになりました。私たちは既に仏様の優しい愛に包まれているのだと。私たちは一人ではない、仏様によって繋《つな》がっていると。そして仏様は全ての人間を救うと。亡くなった後はお浄土に連れて行ってくださるのです。

この震災で亡くなられた方がお浄土へ行かれ、残された被災者の方も仏様の愛と優しさに包まれていることを感じていただけたら、生きる力になると思っています。

生はやがて死を迎えるという事実がある以上、現実では見えない世界を考えるのは自然なことでしょう。宗教や哲学を強要するつもりはありません。ただ話すだけでも面白いと思っています。

私はみやざきホスピタルに来るまでは最終的に人生には意味がないと考えていました。今でもそう思う自分がおりますが、一方でお浄土へ行くためというのもいいですよね。

今後も来院された方に、来て良かった、と思われるように精進してまいります。

第三章　ビハーラとは何か？

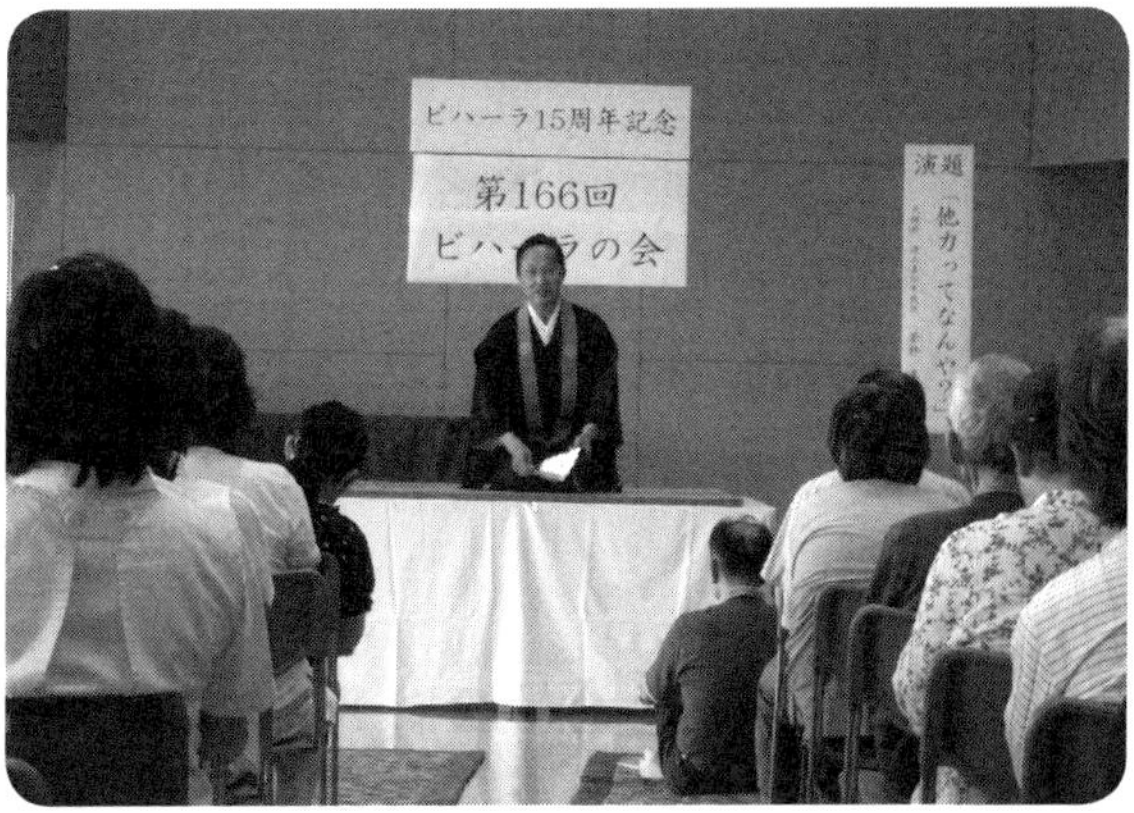

ビハーラの会　ご法話・若林眞人師

自分がして欲しいように相手にする

三つの串刺し患者さん、拙著でビビッと

「ショックでした」とその患者さんは言われた。七十三才男性。十二月十一日、内科外来三番診察室に入って椅子に座るなりそう言われた。（エッ？　何が起こったの？）と私。

「ノンフィクション！　〝ナンマンダブツ〟で体がビビッときました」とのこと。（へー、ビックリ！）。彼は前回の診察日に拙著『お浄土があってよかったね』を買われ、お読みくださったとのこと。

「コレだよーコレが結論だよ！　色んな本読んだけど、みんな遠回しでねー、難しく書いていて結局のとこ結論が書いてないいんだもん。だから解んないんだ。坊さんも臨床してないとねー、本物わかんないですよ。良いもの読ませてもらいました。コレいいですよ、ナンマンダブツ、ショックでした。私はもう三つも串刺しになっていますからねー」（ナニ？串刺し？）

「いえね、もう〈生老病死〉の内、生老病三つは串刺しになってますから、後は死だけ、へへへっ……」

「文体が良い。サラッと入ってくる感じ。これでやっと安心できましたよ。スッキリしました。結論、ナンマンダブツですくわれました。ナンマンダブツ、これでビビッときました。そう言えば爺さんも、婆さんもナマンダと称えていたんです。急に子供のころを思い出しましたよ。それでナンマンダブツを見てビビッときました、コレだって」

「親爺を五才で亡くし、お袋の苦労を見て、親より先には死ねない。子供が生まれると、今度は子供が育つまでは死ねないと思って生きてきました。死ということはどういうことかと、ずっと考えて梅原猛、中村元、親鸞、トルストイ、源信僧都など読んできました」

などと言われた。

「読後感　お浄土があってよかったね」と書かれた一枚のメモまで私にくださった。

「起」「承」「転」「結」と私の辞世の句、良寛、一休禅師の句があり、「結」のところにはナンマンダブツとお念仏が書いてある。私は驚いた。否、それ以上に感動と悦びとで不覚にも涙ぐんでしまった。患者さんの出て行かれた後、外来診察窓口にカルテを戻しに行くと、突然「良かったですねー、ホントに良かったですねー」と若いナースの黄色い可愛い声がシャワーのように私に浴びせかけられた。この患者さんの熱っぽく語る声がすっかりナース達にも聞こえていたらしい。

「あの方、そういう方とは知らなかったー、良かったですねー」とニコニコと満面の笑みいっぱいにナースが繰り返す。そう、本当によかった。「よかったー」と言うナースの共感がまた感動的で素晴らしく、最高に嬉しかった。このナースにはこの患者さんの悦びが解り、また患者さんがナンマンダブツに遇えたことをこの上なく私が悦んでいることも解ってくれているようだ。三人がそれぞれ違う立場ながら、全く一つこと・ナンマンダブツをめぐって、「一味」を分かち合って悦んでいた。スゴいスゴい！　お念仏する心の解る者同士という一体感に、私も体中ビビッとシビレがきていた。なんと素敵な朝の外来の一時であったことか、夢のようである。あーっ幸せ！

「ビハーラ」とは平生業成

《「ビハーラ」って結局何ですか？　簡単な言葉で教えてください》

東京女子医科大時代のクラスメート眼科医T・Yさんからの葉書。時折目白でバッタリ彼女と出会うのは目白教会での礼拝とお説教の日に違いない。

《このたびは、ご著書『お浄土があってよかったね』をお送りくださいましてありがとうございました。読ませていただきました。一つ分からないことがあります。「ビハーラ」って結局何ですか?》ゴッホのステキな絵はがきには小さな奇麗な文字がびっしり整然と収まり、最後に《今度お会いした時にあなたのサインをして下さいネ。二〇〇八・一一・一八》と。

実は今年平成二十年十月末に私は拙著出版という初体験をしていた。

その拙著への予想もしなかったお祝いやお手紙の数々。その数有るお手紙の一つでしたが、「ビハーラってなーに?　簡単な言葉で答えて」とありましたので、今回の『ようこそ』はビハーラ十五周年記念特集号でもあり、お答えしたい。

最も簡単な言葉に置き換えてしまえば、当院のビハーラとは「平生業成《へいぜいごうじょう》」ということである。

ナニ?　なおさら解らない?

星野院長の奥様は素晴らしい。見開きに「平生業成」とサインした拙著をお渡しした途端「なんと読むのですか、平生業成ってどういう意味ですか」と矢継ぎ早に質問された。この率直さ、素晴らしい。すぐお答えしたが、もう一度キチンと書いてみたい。

ビハーラを本願寺が長い文章で表現している。しかしハッキリ言って当院では「平生業成」と一言で言ってしまえばビハーラの全てが簡単に収まると思っている。

平生業成とは、平生《へいぜい》（今、ここの私）に、臨終を待たずに、お浄土に生まれる身に定まったことをいう。その元を辿《たど》れば阿弥陀如来の本願。本願とは、私を必ずお浄土に救い摂《と》ることがもう阿弥陀様の側で成就しているということ。これを聞いて「そうだったのか」と阿弥陀如来に頭が下がってお念仏（お礼）するようになる。それを平生業成の人という。生死の解決がすでに済んだ人である。

さて、人間にとっての最大の苦とは「死」であろう。その解決とは「死ぬのではない、往って生まれる」のであるという安心《あんじん》に遇うこと。この安心が平生（今）に我が身に届いていることを平生業成と言う。勿論この浅ましい煩悩いっぱいの自分のままである。修行をしてから来い、ではない。「何も出来ない今のお前のままで良い」と阿弥陀仏の救済は我々凡人が相手である。これを弥陀の本願（第十八願）という。願とは弥陀からの「救われてくれよ」の願い、つまり私の方が阿弥陀仏から願われづめであるという。コレばかりは聞かせてもらわないと知らない、解らない。

ビハーラとはこの中身をきちんと聞く会である。平生業成の僧侶から聞く理路整然とした「法話」に自分流の世俗の知識を混入させないで聞ければ簡単に平生業成を体験できる。これに至ると今夜臨終を迎えることになろうと、もう安心していて良い。この安心は深く大きい。何故なら私が掴《つか》んだ安心ではなく、阿弥陀仏側（他力）の万全の落度が無い安心であるから、阿弥陀仏に任せ切ったところで、こちらサイドにはもう何もする用事がない。手放しでいて落ちない、盤石《ばんじゃく》の安心の阿弥陀仏の懐の中。だから独りで居ても心に悦びが湧き、だからホッと安らいで、だから自由であり、だからセーセーとし、だから心配なく力を発揮でき、だから仏様のお慈悲が感じられ、だから少しお慈悲の真似事《まねごと》をする気にもなり、だから他者の平生業成の悦びが自分の悦びになる。コレ等全て、かつて何も知らなかった時、自分がしてほしかった、手に入れたかったことばかりである。

結論を言えば、救いの働きは阿弥陀仏が百％受け持ってくださるので、私の受け持ちは0％である。だから私は、無力のままで仏様の安心だけが働くばかり。これが平生業成の世界である。

本気で病院の理念を実践しよう

ビハーラとは「自分がして欲しいように相手にする」である。これ、何か思い出しませんか？　そう、これは当法人の理念「目の前の患者さまのいのちを我がいのちのように思う」これと同じこと。このことが具現されたのがビハーラであると言いたい。

さて、自分がして欲しいこと、わたしの究極の望みとは何か？　これが解らないとビハーラもさっぱり解りにくいのである。人間の自身における究極の望みが解らないうちはビハーラなどどうでもよい、関係ないと思えるのである。ビハーラが解るとは、人が「考える葦」になった時からであろう。

我々ホモサピエンスとはラテン語で人類、叡智人の意。さすが知性が発達したために他の生き物と際立って一線を画していることは、「死ぬ」ということを知っているということであろう。パスカルが「パンセ」に示した〈考える葦〉とは、人間は葦にたとえられるような弱いものであるが、考えるという特性を持っているとして思考の偉大さを説いた。たとえ三才の子でも……、例えば不治の病に罹《かか》り、生命が脅《おびや》かされてくると、「ボク死んだらどうなるの？」と切ない問いが聞かれることがあるのが小児ガン病棟である。誰が教えなくても、人間ならコレである。知性ある故に生死問題は人間を精神的窮地に苦痛を伴って追い詰めるのである。

三才のこの小児ガンの子供にどう答えるのか？「ここに究極の救いの答えが有るよ！」

これがビハーラである。「もう仏様が抱っこしてくださってるのよ！　死ぬんじゃないよ！生まれるんだよ！」　往生という言葉は、往って今度は仏様に生まれ変わるということ。「母が生前は大変お世話になり、ありがとうございました」とお決まりの言い方があるでしょう、アレ。「生前」とは母は既に往って生まれておいでだから、生まれる前とはこの世にいた間は……、ということらしい。

ところがこの人間の究極の問いが無い大人が意外と多い。三才の小児ガンの子供に恥ずかしいような大人と言っては言い過ぎだろうか。せっかくホモサピエンスのいのちをいただいたのに。一生を棒に振るつもりであろうか。どんなに地位名誉が有っても、生死の解決に至ることができないなら、その一生は「仏法の真の価値」「私の真の価値」に出遇うことのない、虚しく過ごした人生だと親鸞聖人は言われている。

人間の生きることも尊い法縁であり、死ぬことも尊い仏縁である。これが仏法であり、ビハーラの意味である。

ビハーラを提唱したのは、昭和六十（一九八五）年のこと、田宮仁飯田女子短大教授による。仏教を背景としたターミナルケア施設の呼称として使おうというものであった。「ビハーラ」という言葉の始まりは、インドの言葉サンスクリットで、「休息・安らぎ・安住（の場所）、僧院または寺院」などという意味。身も心も安《やすん》じるなどの意味もある言葉。

平成四年に我が国初の本格的なビハーラ病棟を長岡西病院（新潟県長岡市）に開設され、以来、仏教を基盤に医療の実践、人材の育成に携わってこられた。

その昔、お寺は病院や老人ホームの役割を果たし、悲田院《ひでんいん》・施薬院《せやくいん》とも言われ、地域の医療や福祉の拠点でもあったという。

仏教の立場から医療や福祉を考える活動・施設・団体としてこの言葉が用いられ、全国的に拡がってきた。

因《ちなみ》みに当院で平成五（一九九三）年から始まったビハーラの会の発端は平成一年のある新聞の記事がきっかけであったかも知れない。今、手元の切り抜きを見ると、記事の大見出しは、「ビハーラ病院」建設へ—医療と真宗の接点を求めて—「広島・ビハーラ実践交遊会」、であった。

内容を要約すると、

ビハーラ活動を本格的に実践するために、まず僧侶自身の手で病院を、と広島の僧侶グループがビハーラ病院（ビハーラ花の里病院）の建設に立ち上がった。このグループは三次市山家町の老人ホーム慈照園の理事長・和泉慧雲さん（当時54才）を代表とするメンバー四人。その思いは、

「老人ホームは医療面での限界があり、本当の福祉と言えるかといった課題がある。この病院は浄土真宗色を前面に押し出した設計が特色。僧侶がホーム、病院設立することで気兼なく自由で主体的に、医療と真宗が車の両輪のように活躍できること。医師が見放すようなケースにビハーラ施設の必要性を痛感します」と。

また、病院新設にむけて、ビハーラに深い理解を示し、協力の得られる医師を見出すことが最重要課題となった。同じく薬剤師や看護師、その他病院職員の人材集めのため遠方までたずね歩いた、という大変なご苦労があったとのこと。

当時、朝日新聞にもビハーラの解説が掲載され、それに目を止めた私は大変興味深く読んだ覚えがある。

ビハーラという言葉は田代俊孝教授（同朋大学）がその理念的研究のさきがけであるという。〈老病死を対象とした、医療及び社会福祉領域での仏教者による活動及びその施設〉

そんな記事を見るにつけ、コレしか無いのではないかと、かねて思っていた私の心の底

に合ったものが具体化して明らかに表面に浮上してきた。これが当時の私であった。

当時の精神科患者さんの行く末を案じていた私は、この記事にある広島の僧侶たちの患者さんや高齢者をいたわるその思いが手に取るようにわかった。宮崎病院（当時の病院名）の患者さんに何をどうしたら良いのか？と、ひどく気にかかりながらも何一つ行動に移すことが出来ない私。しかしこれらの新聞記事で同感の方々の勇姿が「私も、きっと……」と思わせてくださったのであろう。当院ビハーラが始まるまでにも潜伏期間があり、平成四（一九九二）年九月、私自身にようやく待ちに待った「仏法が聞こえる日々」が訪れたのであった。この四年ほどの間、ズーッと試行錯誤。絶好の機を待っていたようにも思う。

当院設立記念日には毎年外部から講師を招く恒例の講演会があった。その年（平成四年九月十八日）私の発案で浄土真宗の僧侶で布教使の茨城県つくば市の松若教会・佐々木圓月師に依頼し、ご法話をしていただいた（現在も先生に書いていただいた「ようこそ」の題字を使わせていただいている）。およそ病院の講演に僧侶に来ていただくという発想は過去一度もなかったであろう。その発案は反対も予想して勇気がいったが、それも良いことと当時の田中院長が承諾してくださった（院長の家は浄土真宗の門徒であった）。私の逡巡や緊張が取り越し苦労であったことを知り、大変嬉しかった。

さらにその平成四年の暮れのこと、当院に長期入院していたカンちゃんと呼ばれていた患者さんの死（肝臓ガン）をきっかけにして、平成五年一月、第一回ビハーラの会が職員には唐突に思われたかもしれないが、発足に至った（それは私自身がご法義に出遇った途端から、とても不思議と思えるほど容易に順調に運ばれた）。

当時の北島部長の陰の支えは絶大であった。院内に仏間を設けられたのもその部長のお蔭で、あっという間に日本間にする工事が進められ、大工さんとのこまごまとしたしつらえの打ち合わせの後、作り付けのお仏壇が金色に輝いて仕上がった。その時の喜びを部長と二人だけで噛みしめた格別の思い出が昨日のように鮮明に思い出せる。懐かしい！

その部長もビハーラを毎回聴聞され悦ばれ、とうとうビハーラに来られたご講師のお寺の門徒になってしまわれた。今はお浄土の仏様。それをとても嬉しく思う。

平成二十一年にいただいたお年賀状から

阿弥陀様の慈光の中に
生かされている

つながりのあたたかさ
明けまして　南無阿弥陀仏

新年早々 毎度バカバカしいお笑いを一つ（大阪弁デス）。

△「住職さん、ジヒってどういう意味ですか」

住職「慈悲というのはな、相手の悲しみを共に悲しみながら、その人の幸せを限りなく願っていくことや」

△「そんな心、私には難しいですわ」

住職「そや、私たち人間の慈悲は相手を選んで起こす。しかし仏様はどんな者に対しても平等に起こす、そこの違いや」

△「そうですか、私、ジヒいうたら自分で費用を出すことかと思うておりました。新年早々一つ勉強になりました」

（小村賢昭・西光寺住職　大阪府八尾）

限界を知るインテリたち

生きものの中で人間だけが唯一自分の限界を予め知ることが可能な生物なのであろう。仏教を聞き易い人、仏法に頭も下がり易い人とは、自分の限界を認める謙虚さ、素直さがポイントでもあろうと思われる。愚者になって聞くとはこのことである。さらに仏法を聞けば聞くほど、いよいよ愚かで、浅ましく、自己中心の自分が自覚されてくる。聞けばそのような粗末な私こそが阿弥陀仏の救いの目当てで、必ず救うという本願が仕上がっているという。救われる私がいるから救う、阿弥陀仏の本願がおこされ、とうとう本願が成就された。これを［仏願の生起本末］と言い、それを聞けるのがビハーラの会である。

「私とは何か?」「救いとは何か?」「人生、仏、死、浄土とは」といった人生の意味の答えを教えてくださる。人生の解決が済むことが一番有り難く嬉しいことである。

ところで世界的有名人、アインシュタイン、西田幾多郎、岡潔といった超がつく頭脳優秀な方々が愚者を味わうその宗教心は、また超一流の仏法に出遭っていることであろう。

アインシュタインも非常に宗教的、精神的な人物であり、「科学的なニーズにうまく対応できる宗教があるとすれば、それは仏教であろう」と著書『cosmic religion 宇宙的宗教』に書いているという。彼が仏教に頭が下がったということはあまり知られていないようだ。

人知を越えた仏教と物理学の共通する関係は「空、論理性、無限性」であり、これ無しには論理が成立しないという結論と、仏教の中に物理学も存在しているのだということのようである。

大多数の人は宗教を科学、数学などとは真反対のものと思うらしい。ところが超一級の物理学者、数学者たちにとって、これらの研究、学問も実は広大無辺な仏法の中であり、決して矛盾するどころか、科学、数学を超えた世界だったと、そんな出遇いをした時、たちまち頭が下がったのではなかろうか。その方々の残した言葉が貴重である。

現代人はあまりにも傲慢《ごうまん》であり、暮らしが良ければ人生を謳歌《おうか》するのが主となっている。さらには科学する人間側を主体にしてしまった。それが今、世界中で発生している原発など大きな諸問題の原因にもなってしまっている。謙虚になり、真実を仰ぐ冷静さ、深さ、真のゆとり、真の真面目さ、慎《つつ》ましさが大切であろう。

湯川秀樹博士が素粒子研究中のこと「仏教には多くを教えられた」と言われたらしい。人智を駆使しても不案内の領域にある科学者たちに、科学の先までも照らし出す道を既に開いて教えてくれている真の道に出遭ったということなのだろう。

福沢諭吉——「唯一仏法あるのみ」「真宗こそ日本一」

福沢諭吉については小泉仰氏の優れた研究『福沢諭吉の宗教感』（平成十四年）があり、その中に、

〈『文明論之概略』の中で宗教感については、「神道」を「未だ終始の体を成さず」と切り捨て、「古来、日本に行われて文明の一局を働きたる宗旨」は「唯一仏法あるのみ」と断言。そして「仏門中、経世効能の観点からみて『真宗』こそ第一位である」と主張した〉

〈真宗は我が国の宗教中最も有力のものにして、実際には日本一の宗教と云うも差し支えあらず。数百年来、今日に至るまで幾百万の男女を感化して、下流社会の徳義維持したるは実に真宗の力にして、此の一点に於いては新聞紙の勢力、鴻儒碩学《こうじゅせきがく》の徳なども全て及ぶ所に非ず。其の功徳の大なるは非常のものにして、若しも今の日本国より全く真宗の法力を除き去りたらば、社会は忽ち暗黒に帰して即日より人心の大騒動を見ること疑いある可からず〉

とのこと。

この度の東日本大震災で被災者が互いにゆずり合い、「ありがとう」を言って支給品を受けていた。その整然として列をなす姿に世界の国々が讃辞を呈した。この日本人の心の

在り様は、古来よりの仏法、中でも真宗の説教の中心・阿弥陀仏の大慈悲心を広く日本人が聞いて感化され育った結果ではないか。福沢の言わんとしていることはズバリ、日本人の「他を思いやる」世界は阿弥陀仏から学び、新聞や道徳から学んで済むことではないとのこと。仏教文化による日本人の当たり前、これが世界を仰天させた。

日本人にとっては支援物資を並んで待って受け取るのは古来よりのＤＮＡ（遺伝子）化。当たり前の行動である。まさに福沢の言わんとしている大切なことは在家民衆仏教・真宗を聞く日本人こそと断言。福沢は、蓮如上人の「御文章」を幾度も通読し、暗記するものもあった。これで自分は仮名文章の風を学んだという。

福沢は「家相」「方角」など非科学的なものを嫌い、迷信や俗信に振り回される社会状況を嫌悪して、「迷信、之を許す可からず。仏門宗派の中にても真宗などに原則を根本にする、文明の学界においておや。日柄など、馬鹿げた実例は世間に少なからず」と。

迷信、俗信を徹底的に廃する浄土真宗の教えに近代文明との共通点を見い出した。仏の慈悲の心を民衆に説く親鸞聖人の教えが福沢諭吉の近代主義思想と矛盾するところがなかったからであろう。

（『近代日本研究』第二十七巻（平成二十二年）抄特集：福沢諭吉生誕七十五周年「福沢と大阪」参照）

仏様の目当てが自分自身であったのか——ビハーラの現場より

入院患者さんや、デイケアメンバーさん方は大変みごとに自身の限界を認識され、仏法聴聞の姿勢が素晴らしい。「仏様の目当てが自分自身であったのか」と気付き、また「仏様は私がターゲットだったんですね」と目に涙をうかべつつ目覚める姿を目の当たりにしているのがビハーラである。「人間に生まれて良かったね」と言える瞬間である。聞いている皆も共感し、驚きと歓びで胸があつくなった。

法話というものをビハーラで初めて聞いたと言われる方がほとんどである。いかに仏法が聞けない世の中になっているかが今回の院内誌『ようこそ』第38号へ掲載のビハーラアンケートでもハッキリわかる。仏教の意味を生まれて初めて知ったと言われ、当院の医師方でさえも今まで仏教への著しい思い違いをされていたという結果が出て驚いている。

そういう意味でも、ビハーラの意義は大きいと思う。人生に「仏法を聞く」以上に大切なことはあるのだろうか？ と思っている。なくてはならない貴重な会であり、なかには、生き続ける意味に出遇って人生が明るくなり、セーセーし、心から喜ばれる患者さんやメンバーさん。ホッとした職員の顔を見れば、今後も様々な困難があっても続けていただきたく各方面にお願いせずにはいられない。

仏法をあるじとし、
世間を客人（まろうど）とせよ
（蓮如上人）

「仏法を中心として世間を生きよ」と言う蓮如上人。

その反対に、世間を主人とし仏法を客人とみなすような生き方が私たちの生き方である。人々の多くはこの世をうまく順調に泳ぐことを最大目標に生きることがまず一番大事として、それを「主」として一生を過ごす。つまり仏様の教えに関しては後回し。二の次、三の次である。気が付けば老化の果て。ウヤムヤの内に一生を終わるのが日本人の九〇％以上にものぼるであろう。特に高齢の方々が主治医の前で本音を言われることが多い。「もう死ぬしかないよ」とか「何のために生きてきたのか」「もう先がないから……」という言葉。家族や友人に受けとめられない言葉であることは誰もが知っておられる。

それを何故か診察室では、私にポロリと口にされる。何でも話せる場所。本音の中の本音を言われる。

仏法に遇って阿弥陀様を聞く。「助かるすべのないあなたをたすけるぞ」と、阿弥陀様が「たすけさせてくれよ」と言ってくださっていますよ、と私の本音。

老いてリタイア。主《あるじ》としてきた世間のお役目から解放されると、待ってましたとばかり、時間を趣味にあてる。中には縁あってようやく仏法を聞きにでもいこうかと…。すると聞きに出るだけマシと自分を誇り、あげ句に思うことは、仏にアヤカッて来世のお浄土参りもなんとか叶えられますようになどと願う、そんな間違いさえしてしまう。仏法は若き時たしなめ（蓮如上人）ということは、若い時から聞いていないと、このような自分流解釈を正していただく時間がない。大間違いに気付かぬまま……。

ビハーラで気をつけよう

一つ目は、仏法を聞いて自分の人生に有利になるように仏法を利用していこうとするもの。こうなるとお念仏でさえ我欲への道具にしてしまいかねない。気をつけねばならない。

二つ目は、さらに多いと思われるのが、「仏法の世俗化」というものである。仏教と謳《うた》いながら仏教周辺の応用編。書物、テレビ、講演などにも見受けられる。

仏教モドキのものを仏教と見せかけてしまうことは大問題である。自分勝手に世俗化した仏教でもなんでもないものはハッキリと無意味であると言ってしまおう。

今の日本人がまがい物や真似事ででも癒《いや》されようとしているように思えてならない。本物志向でいながら、しかし釈尊の説かれた本物には遇おうとしないのは、なぜなのであろうか。

本物のビハーラを聞き続ける意味がここにあると思う。聞けば必ずや自分の生きている本当の価値と意味が「仏法を聞くことにあった」と知るにちがいない。

本物の安心と、仏様の大慈悲に遇えたならば、必ずや心ホカホカとした悦びが訪れ、苦があるまま深い安心もあるという人生が始まるであろう。

仏法とは安易に癒しくらいにごまかされて自己満足するような、そんな浅くつまらないものではない。

医療現場の医者の本音を言えば「お浄土があって本当によかった」と、お浄土に往生していく大安心の中で一生涯を終わってほしい。

蓮如上人がみやざきホスピタルに立ち寄られたとしよう。

「幸枝よ、お念仏申しているか?」

とお聞きになられたとしよう。

「はい、こうして仕事をしながらお念仏を申させていただいております」

と私は答えるだろう。

すると蓮如上人は、「それならばいっそのこと、お念仏を申しながら仕事をせよ」と。今までは、仕事を主として念仏していたことの浅ましさを指摘されるに違いない。念仏を主とした生活を送るようにと申されるに違いない。

それを上人は「世間を主人にして、仏法を客人としている」と批判されたのであろう。なかなか厳しい。

「仏法を主人とし、世間を客人と見なす」生き方とは、仏法の中に世間が、世界の全てがあるとする生き方をいう。従って学校、会社、役所、病院であろうと、家庭はもちろん、科学も哲学も数学も仏法の中に納まってしまう。仏法の中で暮らし、仏法の中、お念仏の中で仕事をする。

私は、今までのビハーラでは、遠慮してこんな言い方はあまりしてこなかったことをお詫びしたい。ビハーラ二〇〇回の大台に乗ったことであり、やっとこさ、歯に衣《きぬ》着せず奥座敷をご披露できると思えるようになった。

親鸞聖人、蓮如上人が伝えようとされた在家仏教である浄土真宗とは、世俗を仏法化しようとするものであって、仏教を世俗化しようとするものではなかった。

もし、みやざきホスピタルに親鸞聖人、蓮如上人がいらしたとしたら、どんなにビハーラの存在を歓んでくださることであろうか。阿弥陀如来さまのお歓びはもう言うまでもないであろう。

だって阿弥陀様のご本願通り、お勧めになられたお念仏が院内外から聞こえてくるのですから……。

深川倫雄和上は次のように『夜伽に侍る』に書かれている。

南無阿弥陀仏と「称えることが往生浄土の種になると思うなよ」、南無阿弥陀仏とは「ありがとうございます」という意味だと言ってはなりません。南無阿弥陀仏とは、いつ、どこで聞いても称えても「お前を助ける」の阿弥陀仏のおよび声であります。

とのこと。ナマンダブツ・ナマンダブツ……。これをご恩報謝の称名という。

今の自分のままを救う仏との出遇い ――ビハーラの会 二〇〇回記念講演――

不安や苦しみを和らげる法話の会

「みやざきホスピタル」（二三〇床）で一九九三年から続けられている法話の会が、二〇〇回の節目を迎えた。入院患者にとって院内で聞く僧侶らの語り口は〝休息の場〟となり、投薬や科学的な治療で取り除くのが難しい不安や苦しみを和《やわ》らげている。

「仏様は生き方にああしろ、こうしろとは言わない。弱いものに合わせるのが仏の慈悲。悪人は実は弱い人だが、切り捨ててしまわないのが仏様」。

十一月十七日、袈裟をまとった群馬県みどり市の西

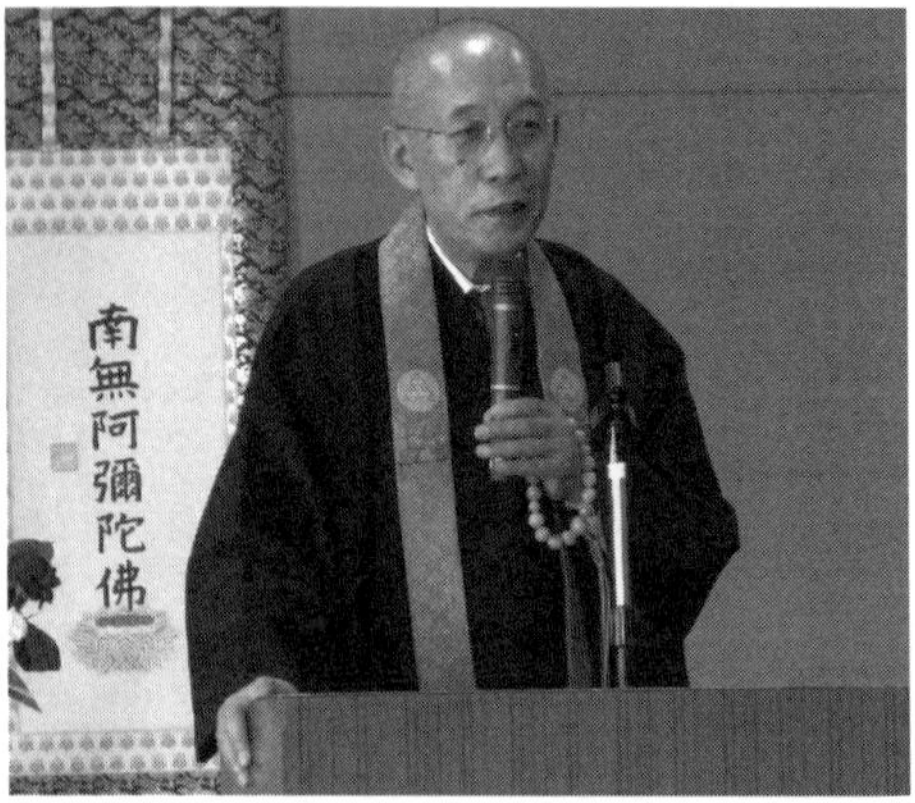

阿部信幾先生のご法話

福寺の阿部信幾住職が穏やかに語りかけると、一〇〇人以上集まった患者らはうなずきながら聞き入っていた。

悟りを開こうとインドに渡り、夜行列車で泥棒に身ぐるみ剥《は》がされた不運を冗談交じりに紹介。「日本に帰ってきて仏様のありがたさが身に染みた。だから、あの泥棒は仏様だったかもしれない」と、巡り合わせの縁の大切さを諭《さと》した。

法話の会は、同病院の宮崎幸枝理事長が駆け出しの小児科医だった頃の経験が、開催のきっかけとなった。

「死んだら、どうなるの」。白血病を患い、余命わずかの三才児に尋ねられた。死を意識した患者の絶望感を癒せない自分にもどかしさを感じた。その後、臨床現場に身を置きつつ、浄土真宗の教えにヒントを得た。「どんな人でも仏様が救ってくれる」。その教えに共感を覚えた。

一九九二年十二月、入院していた六十才代の男性患者が死期を悟り、周囲に別れのあいさつをしていた。宮崎理事長は「死は絶望じゃない」ことを伝えようと、法話を聞かせるため寺院を奔走したが、男性は話を聞く前に亡くなってしまった。

翌年一月から始まった法話の会は、サンスクリット語で「休息の場」などを意味する「ビハーラの会」と名付けた。「死を意識してからでは遅い」と毎月開いている。

「人間界のものは、すべてはいつかなくなり、確かなものはない」

「震災があったように命はいつ終わるかわからない。だから感謝は今、口にすべき」

「相手を仏様と思えば他人といい関係が築ける」

毎月違う僧侶がボランティアで訪れ、命や人生について説く。

会に欠かさず出席する七十才代の男性患者は「話を聞く前は、暗く考えがちだったが、『今日で終わり』と考えるようになり、毎日が充実するようになった」と目を輝かせる。

初回から法話を行っている阿部住職は「医療では手が届かない心のよりどころになっていきたい」と話している。


（二〇一一年十一月二十九日・読売新聞掲載）

《こんな楽しいお説教はいかがですか！》

若林眞人師
他力ってなんや――第一六六回・ビハーラの会――

これまで当院ビハーラの会の司会を九六回ほど務めさせていただき、様々なご講師のお話を拝聴させていただいておりますが、中でもユニークなお話をされました第一六六回のご講師・若林眞人師（大阪市　光照寺住職）のお話のテープおこしをいたしましたので、このご説教をどうぞお楽しみください。

総務課　岡野重人

○

自力と他力の違い

皆さん、他力って言葉聞いたことがありますか？
自力と他力、文字は簡単なんです。ところがね、文字が簡単なばかりに誤解があるんです。自力ってのは「自らの力」、まあ、これはいいですね。他力ってのは「他の力」と読んじゃうんです。そこからがもうわからなくなる。難しいですね。

もともとの出所は、一五〇〇年ぐらい前、中国に出られた「曇鸞《どんらん》」さんという人が、「お釈迦様がお説きになった教えに、自力と他力の違いがある、阿弥陀仏という仏様の願いによって救われてゆく、それを他力と言うんだ」と言われたんです。ということは、それ以外のたくさんの教えはみな自力の教えということになるわけです。わかりますか？　阿弥陀様の願いによって救われるのを他力といい、そうでないものはみな自力だということです。

しかし世間の使い方はそうじゃない。たとえばプロ野球だと、だんだん後半戦になり、秋ごろにもなると優勝するチームが限られてくる。そうすると、「自力優勝の芽は途切れました、あとは他力本願です」などといらんことを言う。あれが誤り。

結論を先に言いますと、他力というのは、この私を目当てとしてくださる阿弥陀様のお働きという意味なんです。この私を抜いて他力は成り立たないし、阿弥陀様を抜いて他力は成り立たない、ここが難しいんでしょうね。

こんなことをね、親鸞様のお手紙からお話したいと思います。

この茨城県に笠間市というところがありますよね。「笠間の念仏者の疑い問われたること」。こんな言葉で始まる親鸞様のお手紙（親鸞上人御消息第六通）が残っているんです。笠間あたりのお念仏者の集団が、京都にいなさる親鸞様に質問状をよこす、その質問の中に自力と他力の違いを改めて教えてください、ということがあったんでしょう。

「それ浄土真宗のこころは、往生の根機に他力あり、自力あり。このことすでに天竺の論家、浄土の祖師の仰せられたることなり。まず自力と申すことは、行者のおのおのの縁にしたがいて余の仏号を称念し、余の善根を修行して」という言葉がある。「余」というのは阿弥陀様以外ということを指しています。まず自力ってどんなことか、やっていることからいうと、阿弥陀様以外の仏様のお名前を称えたり、阿弥陀様以外の行を身にかけたりすることを自力ですよ、と。

阿弥陀様以外の行っていうとわかりにくいですが、皆さん修行っていうと、どんなイメージがありますか？

あるご法事でね。遠くの親戚の人が参ってみえて、その方が私に聞くんです。

「このお寺さんは何宗ですか？」

「ああ、私のところは浄土真宗と申しまして……」

「お寺さんはやっぱり修行をなさるんですか？」

……うーん、ちょっとイメージが違うな。

「いや、あんまり浄土真宗じゃ修行ということは言いませんよ」

「滝に打たれたりなさらんのですか？」

「いや、そういう寒いことはせんことになっとりますが」

とまあ、こういった感じなわけです。

修行というと滝に打たれたり、山にこもったりといった感じがありますが、実はあれ、阿弥陀様の「行」じゃないんですな。じゃあ、阿弥陀様の「行」とは何かというと、善導大師という方が五正行という、阿弥陀様の救いを説かれたお経をよむ、あるいは阿弥陀様に礼拝をする、名を称えるといった阿弥陀様中心の行を五正行という、そうでないことをするのは皆自力ですよと示される。

親鸞さまのお手紙はこう続きます。

「わが身をたのみ、わがはからひのこころをもつて身・口・意のみだれごころをつくろひ、めでたうしなして浄土へ往生せんとおもふを自力と申すなり」

無宗教って自分宗？

「わが身をたのみにする」とは、どんな意味かと申しますと、皆さんの周りには無宗教という方はおられますか？

家の近くに小学校がありまして、その四代ぐらい前の校長先生とたまたま食事をする機会がありました。そのときにお醤油差しか何かをとってくださったので、私は「ありがとうございます」と、こう掌を合わせました。すると校長先生は私の姿を見て「お寺さんはいつもこれでんな」と真似をされる。どうやら、からかいなさった。「先生は何宗ですか」と尋ねると、「私は無宗教ですよ」と威張られる。

それを聞いてどんな意味かなと思ったんです。おそらくはこうです。自分は自分なりに人生を生きてきた、これからも自分は自分なりに人生を送っていく。私は神とか仏とかは頼みにはしない、頼みにするのは自分自身ですよと、そういう意味に理解したんです。

それならね、無宗教と言わず、自分自身を頼みにするんだから「自分宗」とでも言ってもらいたいですね。そういう方はそれでよければいいけれど、そうはいかない世界なんですよ。

娑婆《しゃば》とは

我々の生まれた世界を仏教では「娑婆」と申します。「サハー」とはインド語です。翻訳したらどんな意味かと言うと、「思うようにはいかない世界・ままならない世界」と言うんです。思うようにはいかない、そういう世界に生まれてきた。古い言葉で言いますと「娑婆は苦なり」、娑婆ってのは苦の世界だと。あるお寺で「ホントねえ、苦労が絶えませんなあ」とおっしゃった。実は「苦労」じゃない、「苦悩の世界」と言うことです。

苦労と苦悩は根本的に意味が違う。苦労話をなさる方がいる。初めて聞いたときにはたいてい感動しませんか？「いや～知らんかった、苦労したんやねえ」と感動できる。ところが、同じ話を三回四回と聞いたときにはいやになるね。気がつくんやね「苦労話やと思ってたら自慢話やった」と。

どうやら苦労というのは、自分が乗り越えてきた話であり、「若いうちは苦労を引き受けてたくましくなれ」、乗り越えていく話なんです。苦労というのは自分で解決し乗り越えていける範疇《はんちゅう》にある。

それに対して苦悩というのは私一人がどうすることもできない物にぶち当たっている姿です。俺は俺でやっていけると思っている方でも、いずれどうにもならんものと向かい合っていかなければならないときがくる。一番端的にあらわれるのが、死んでいかにゃならんということです。

一人じゃないよ

もう、ずいぶん前のことになりますが、沢村貞子さんという女優が亡くなったという記事が新聞に載ったんですが、印象に残っているんですよ。大女優の経歴を書かれた一番最後にね、沢村貞子さんは遺言によって、お葬式はせず無宗教でお別れの会を催されたと書いてある。大女優の最期にこれがふさわしいと思って新聞記者が書いたのだろうか、もしその通りなら、この方はなんという孤独な最期を過ごされたのかと私は思った。

おそらく病院のベッドでね、衰えていく自分と向き合わなければならんのです。自分は我が身一つどうすることもできないものに立ち向かわなくてはならない、何一つ支える物のない中に命終わっていかなければならなかったでしょうね。

皆さんはよかったですよ。こういったご縁があって。その苦悩のまったただ中、孤独のまったただ中において、一人じゃないよ、あなたと一緒だよと語りかけてくれる世界があったわけで、それがこれからお話する他力の世界です。

ちょっと元に戻りましょう。この自分の価値観を物差しとして仏様を計っているとどうなるか、それを親鸞様はこうおっしゃった。「わが身をたのみ、わがはからひのこころをもつて身・口・意のみだれごころをつくろひ、めでたうしなして浄土へ往生せんとおもふを自力と申すなり」と、人間の行いを体、口、心と三つに分けられた。

たとえば皆さん、お仏壇の前に行かれたら当然手を合わせるでしょ。あのときはやっぱり体も口も心も整えてお参りをしようと思われるでしょうが、でもなかなかそうはいかんのです。

私のお寺でね、こんなことがありました。お寺の正面の障子を修繕をしたところ、透けて見える紗《しゃ》のような布を張ってできあがった。

そうすると暗い方から明るい方がよく見えるんです。早い時間に来られた方が、まだ本堂の障子が閉まっているのに、ああナンマンダブ、ナンマンダブと身も口も心も整えてお参りをなさっている。いよいよお礼をなさろうとすると、先に来られてた方が、その方のお参りが済むまで待ってあげればよいのに、待ちきれなくなったのか、「奥さん! 今日早いねー」と声をかける、言われた方も「あんたも早いねー、ナンマンダブ、ナンマンダブ……」と横を向いて参っていらっしゃる。

我々はね、そういった乱れ心を抱えているのです。その私が仏様の前で乱れちゃならないと繕《つくろ》うてかかろうとするのを自力のはからいという。「繕う」とはどういう風に使いますか? 綻《ほころ》びを繕うとかね、取り繕うって言うでしょ。同じことを言っている。いらんもんが見えんようにする、仏様に向かっていらんもんが見えんようにする、おかしな言い方ですけどね。実は今日のテーマはその乱れ心なんです。〈中略〉

己《おの》れを忘れて

親鸞様のひ孫にあたる覚如上人という方がこうおっしゃった。

親鸞様という方はまさに阿弥陀様の願いにあいふさわしいお姿であられました。どんなお姿であったかというと、至心信楽《ししんしんぎょう》（本当に安心して）、己れを忘れて阿弥陀様に打ちまかせられたお姿でした、とこう書いてある。

あの他力っていうのは私に用事がないんです。いや、私が信ずるんですよ。私が救われていくんです。でも、私に用事がないというのはどういうことかと言うとですね。皆さん、己れを忘れてという表現をするでしょ。みんな日常生活で自分が大事と思ってますよね。

ところがね、朝から晩まで自分のほうを向いているとしんどい。大体忘れとるでしょ。テレビを見て面白いと笑う、面白いと思って笑っているのは私だけれども、テレビってのは己れを忘れて見入っているから笑えるんですね。テレビを見ながら考え込んでいたら笑いにくいでしょ。ああ、今面白いことを聞いた、面白いと思ったから笑ってみようなどとは思わんよね。アハハハハッと笑っている時、あれは己れを忘れている。私が笑っているんだけれど、テレビが私の上にはたらいて、私が笑っている。……

我々は己れを忘れて暮らしている。その自分自身が、この私を忘れておるのに、この私を片時もお忘れでない世界がある。それが他力の世界なんです。『正信偈』というお経の中に、「摂取心光常照護」という言葉がある。摂《おさ》め取って捨てないというお働きが常に切れ目がないという意味です。24時間自分の頭は妄念だらけ、仏様のことなんて忘れてる、そんな私が自分に気づくよりも先に、私が私を大事にするよりも先に、この私にかかりきって下さる世界がある、それを実は「他力」と言うんだと。その阿弥陀様の前で己れを飾ったり、繕って見せたりするのを「自力のはからい」だと言われたのはそこにあった。親鸞様は己れを忘れて、阿弥陀様に任《まか》せきったお姿でした。〈中略〉

さて、乱れ心に戻りますが、ここからはせっかく高座を用意していただいたので、お話を一つ。乱れ心のお話です。

私の友達が福井県におりまして、ある年その友達からカセットテープが送られてきました。どんなテープかと言いますと、お念仏の出てくる落語があるから、これを聞いて勉強しなさいということでした。

タイトルを見ますと「小言念仏」と書いてある。これを最初に聴いたとき、非常に腹立たしく思いました。お念仏の人を馬鹿にした話だと思った。どうやら浄土宗の爺さまが主役で登場する。木魚《もくぎょ》をたたきながらお念仏をするのですが、最初はね、殊勝な気持ちでお念仏をするんです。

毎朝毎朝やるうちになれきってしまって、いつの間にかお念仏しながら小言《こごと》を言い出す、そこへ婆さんが「爺さん何が食べたい？」と聞いてくる。「お念仏の最中にいらんこと言やあ心が乱れる！」と言いながらも、頭から食べ物のことが離れんようになってね。ちょうどそこにドジョウ屋の親方が売りにくる。「ドジョウ汁が食いたい」。お念仏をしながらドジョウを値切る。「はよう、鍋に入れろ」「ドジョウが暴れます」「フタを押さえい」「あら、静かになりました」「フタをあけてみい」「まあ、白い腹出してみんな死んでます」「ワハハ、ざま〜み〜ろ、ナ〜モア〜ミダ〜ブ……」という感じで終わる。

なるほど、これはお念仏を馬鹿にした話だと思ったわけです。でも、何回か聞くうちにね、いや、これは馬鹿にした話と言うよりは、我々凡夫というものが抱えておる「乱れ心」というものを、見事に取り出してくださるお話だと思うようになったんです。

小言念仏

ではそんな思いで、聞いてください。爺さまがお仏壇の前でお念仏をあげるシーンから始まります。

「ナ～モア～ミダ～ブ、ナ～モア～ミダ～ブ、ナ～～モア～……（欠伸《あくび》）～ミダ～～ブ……（よそ見）ナ～モア～ミダ～……婆さんお仏壇をを掃除しときなさいよ、蜘蛛《くも》の巣が張ってますよ……ナ～モア～ミダ～ブ……お花を取っ替えなさい、枯れて柴になってますよ……～ミダ～ブ、ナ～モア～ミダ～ブ……（時計を見て）おい、子供を起こさないと学校に遅れるぞ～！……ア～ミダ～ブ、ナ～モア～ミダ～……おーい飯が焦《こ》げ臭いぞ、お隣り？お隣りでも焦げていいわけないよ、教えてあげな、若夫婦なんだから。お隣りはいいけど、うちの仏様にはお仏飯があがっておらんよ。こちとら、仏様のお下《さ》がりを頂いて日暮らしするんだ。今からでもいいからご飯を炊《た》いとくれ！～ミダ～ブ、ナ～モア～ミダ～おーい赤ん坊がはってきたよ！邪魔になるからそっち連れてゆきな……おむつをしてないよ！ア～ミダ～ブ、ナ～モア～ああ、あんちゃん起きたか。学校の支度は？した!?じゃあ、こっち来て爺ちゃんと一緒にお参りしなさい……ナ～モア～……これこれこれっ！赤ん坊を泣かすんじゃないよ！弟を大事にしなさい！……これっ！これっ！そのお菓子は母ちゃんが赤ん坊にあげた物だろ、お前が取ってどうすんの！泣くから返してやんなさい……なに？うまいか？ちょっと爺ちゃんに半分ちょうだいよ……ナ～（モグモグ）～ミダ～ブ、ナ～（モグモグ）～ミダ～ブ……（傍らに寄ってきた赤ん坊を見て）あっごめんごめん、これお前のお菓子じゃったね。お前だけよなあ、爺ちゃんとお参りするのは。いいか爺ちゃんと一緒にお念仏してごらん。いくぞ、ナ～モア～ミダ～ブ、ナ～モア～ミダ～……バァァ……あハハ……ナ～モア～ミダ～ブ、ナ～モア～ミダ～……ん？どうしたの、眉間《みけん》にしわ寄せて？悩みのある年じゃないよ……ん？なんか考えてる？力が入ったよ？どうした？出たっ？……婆さ～ん！雑巾《ぞうきん》絞ってもってきておくれ！……ナ～モア～ミダ～ブ、ナ～モア～ミダ～……しからんでもいいよ、お尻を拭いてやって、……畳の目なりに拭いとくれ、ア～ミダ～ブ、ナ～モア～なに？何が食べたいかだって？お念仏の最中にいらんことを言やあ心が乱れてお念仏してられやせんよ！終わってから聞いとくれ……ナ～モア～ミダ～ブ、ナ～モア～ミダ～ブ……（通りを見て）婆さん！今、表《おもて》でドジョウ屋の親父さんの声がしたな、一杯買っとくれ！……ナ～モア～ミダ～ブ……聞こえてないよ！早くしないと行ってしまうよ！……～モア～ミダ～ブ、ナ～モア～ミ、ドジョウ屋～ドジョウ屋ー！～！ナ～モア～ミダー～！……ド～ジョオウ～ヤ、ド～ジョォウ～ヤ……」

まあ、こんな話がつづくんですね。皆さんも乱れ心がありますよね。お説教聞いててもね、終わったらどこに行こうか、あの坊さん、年はなんぼかなとか、いろんな思いが去来するよね。

この小言念仏というお話、なお有り難いなと思うのは、これほどの乱れ心、これほどの妄念の中でさえ口元に南無阿弥陀仏と称えられる姿まで描いてある。

お話を聞いてくださって、メモまでされてる方がおられてありがたいんですが、後から見たら自分の書いた文字の意味がわからんよね。だいたいこうしてね、お説教が終わった後、この部屋を出た頃には半分以上の話はどっかへ行っちゃいますよ。あっそうそう、と用事を思い出して寄り道したら、また半分なくなる。

「今日はどこ行ってたの?」「どこって、ビハーラの会よ」「何があったの?」「そりゃ、ありがたいお説教があったのよ」「へぇ、どんなお話?」「うーーん……一言じゃ言われんよ」「覚えてないの?」「覚えてるよ!」「何の話よ?」「……ドジョウ屋よ」

とまあ、そんなもんですよ。これもうちょっと長いスパンの話にすると良いですね。皆さんは今こうしてお話の聞ける器を持っていますよね。でも、その器が壊れてゆく。どうしますか?

我々は壊れていく世界に身を置いているんです。皆さん方は壊れない努力をなさるんですが、努力しても壊れて行く。娑婆というのは消滅変化から逃れられない世界なのです。壊れていくのは体だけじゃありませんよ。この脳みそ、身につけた知恵も知識も無くなっていきますよ。自力の立場に身を置いた方々というのは、このことと向き合わなければならないんです。恐ろしいと思いますよ。自らが蓄えてきた、その自らが壊れていく、えらいことです。

しかし、他力ははじめっから壊れていく私が目当てなのです。阿弥陀様の願いは孤独のまっただ中に南無阿弥陀仏と入り満ちる仏になる。はじめからこの私が目当てとされ、はじめからこの私を生き場とされ、はじめからこの私にかかり切って下さる世界なんです。

ご宗旨の違う方もいらっしゃるでしょうが、どんな立場の方でもいいです。この私が近づくんじゃない、この私が願われている世界があるということを、少しでもいいですから思いにかけておいてください。

本当に我々はどんどん変わり果てていくんですよ。皆さん変わっていきましょう。もうちょっとしたら、相当大がわりせにゃいかん。だってそうでしょう？　死んでいかねばならんのですから。生まれて死んでゆくという我々に、阿弥陀様という仏様は、

「お前は死ぬんじゃない、我が国に生まれる命と思っておくれよ、間違わさんぞ」と願われている。その願いにまかせている姿、それを実は他力と言う、と親鸞様のお言葉にございました。

長々と回り道をいたしましたが、お話はこれまでとさせていただきます。南無阿弥陀仏。

○

以上、若林先生のお話をご紹介させていただきましたが、いかがでしたでしょうか？

私などはまさに乱れ心、煩悩の塊のような人間ですので、とても身につまされました。普段《ふだん》、仕事をしていても、さまざまな思いが去来し、なかなか集中できないことがあります。明日までに間に合わせなければならない仕事の最中であっても、

「ああ、ニュースで東証株価が大幅下落と言っていたけど、私の株は大丈夫なんだろうか……そういや、インドで大規模テロがあったみたいだけど、やっぱり海外は恐ろしいなあ、日本が一番いいな。でも、私は引きこもりだから関係ないか……あ、石川遼選手が十七才で一億円プレイヤーになったらしいけど、私が十七才の時はどんなだったかな？　何も無さ過ぎて泣けてくるな……」

等々、乱れ心に支配されっぱなしです。

そのような毎日ですから、いずれ年をとって、この体や頭が不自由になってくる、そして死んでいく、なんてことはほとんど考えていなかったわけです。しかし、よくよく考えてみると、確実に昔と違う自分の姿が見えてきます。

「あれ？　なんだかまた視力が落ちた気がするな……そういや、人の名前がさっと出てこないぞ？……やっぱり洋食より和食がおいしいよね、納豆最高！……あれ？　確実にオッサンになっている！……」

恐ろしいことです。このままのペースで行ったらどうなることやら。きっと、心のどこかでは年をとり死んでいく、己れの存在が現世から消えてしまうということが恐ろしく、受け入れられないために、あえて日常の思考からは除外されているのではないかと思います。いわば逃避ですね。

そんななか、自分ではどうしようもないものを、どうにかしていただける仏様の存在に任せてしまうということは、非常に楽なんじゃないかと思えるようになりました。いつ何時、この世から消えてしまっても、それはまた違うお浄土の世界に生まれることだとすれば、時を重ねることへの恐れも薄れていくのかなと思います。

しかし、悲しいかな、私は凡夫ゆえに、なかなかご講師の先生方がおっしゃるような他力の境地に立つことができません。ついつい乱れ心で、阿弥陀様が宝くじで三億円当ててくれれば救われるのになあ……などと考えてしまいがちですので、これからもビハーラの会の司会を通して、皆様と共に他力の世界を聴聞し、お育てに会わせていただくことができれば幸いです。

ビハーラの会・司会　岡野重人

第四章　なんだか呼びたい　おかあさん

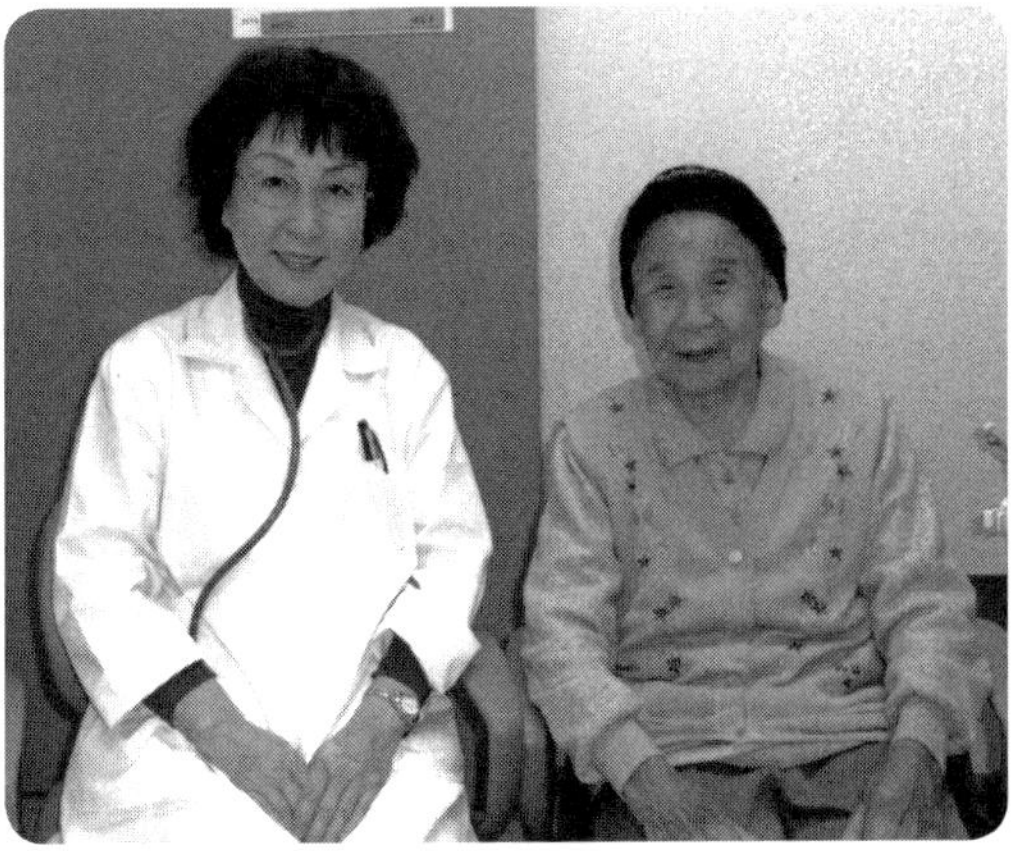

患者さんと仲良く診察室で

ようやくお浄土のほとけさま

お母さん

お～かあさーん　おかあさん
お～かあさんてば　おかあさん
なんにもご用はないけれど
なんだか呼びたい　おかあさん
お～かあさん　おかあさん
お～かあさんてば　おかあさん
なんべん　よんでも
うれしいな
おへんじなくても

うれしいな

作詞：西條八十　作曲：中山晋平

昭和生まれの多くの母子が歌ったに違いない歌。今、歌いながら涙がこぼれてしまって止まらない。鼻をかみ、歌いながら書いている。甘えさせ、最もかばって許してくれた唯一の人、それは母……。

呼吸停止です

私の母は、長年妹の家に暮らしていたが、ほぼ一年前、3・11の後、四月六日に脳梗塞で大学病院に入院。九十八才という高齢であった。急性期の治療後、残念ながら失語症、片麻痺、歩行障害、認知症等の障害が残遺。

間もなく母は大学病院から当院に転院することが決定。当院に入院すれば受持医、それは私――。

入院から約一年。母は何度か発熱。肺炎や尿路感染症を繰り返したが、早期発見早期治療と看護職員の手厚い看護、介護のお蔭様で回復してきた。もし入院していなければ、多分とっくにこの世に居なくなっていたに違いないなどと思う。

従って、母の主治医として繰り返し思ったことは、行き届いた医療・手厚い介護のお蔭で後遺症のまま長生きをし、前記の如き不可逆的病室・デイルームに居る老化の母となってしまった。その母の本心は？　目を合わせ見つめる。呼び掛けに口を動かし、時に声を出す……が、意思表示はできぬ。この状態の母は……？

しかし、母は一度も心も肺も停止したりしたことはなかった。

ところが、平成二十四年十一月十五日の夜、当直室午後十一時過ぎ。けたたましい電話のベル。

「お母様！　呼吸停止です！」

と黒田ナースの叫びに近いハスキーボイス。隣室当直室にも電話が入ったらしい。いつも優しく穏やかな井上ドクターが緊迫した表情でドアを勢いよく開け、飛び出してきたのに驚いた。二人は西階段を駆け上り、廊下を走った。

その日の夜中十一時一〇分、母が突然逝去した。

ちなみに当日、築地本願寺では七五〇年前の親鸞聖人のご往生のお通夜。一晩中、布教使さん方が交代で朝まで連続ご法話をし、聖人のお徳を偲んで、ご讃嘆する通夜布教のさ中であった。

このところ母はずっと元気にしていて、死ぬ気配は無く、以前肺炎や尿路感染症を繰り返していたころの緊張感もなしに病棟での母との逢瀬《おうせ》を私も気ままに楽しんでいた。当日も日中いつもと同様、母に声をかけたがすやすやとよく熟眠。日勤の病棟看護職員の誰が予想しただろう？　その夜臨終を迎えるとは思いもよらない正常なバイタルで平穏無事な一日が過ぎようとしていた。それが突然ハラリと木の葉が舞い落ちるような最期。おまけに私の当直の夜とは…。

後にナースたちは「もうちょっと時間を掛けて看取りたかった」と涙ぐんで言うのにはいささか驚いた。頭が下がった。これがナースというものなのか…感動した。

実は私は心の中で高齢の母には枯葉がパラッと散るような最期になってくれたらなあと期待し描いていたシナリオ。その通りの、それも（偶然とはいえ）私の当直日。

母は脳梗塞半身麻痺後、当院に入院以来一年七ヶ月目。もっと長期入院のような気がしていたのは、勤務日には「お母さん」と話しかけられる回数が多かったせいかもしれない。

入院当初、元気な認知症の母にうっかり油断したナースやナースエイドがいきなり頭を叩かれたと笑いながら言っていた。その皆様が優しく大切にしてくださり、母も家族も安心で幸せな長時間を過ごすことができたこと、感謝してもしつくせないほどお世話になったと思っている。

本当にありがとうございました。

おかあさん！ と呼ぶ子供の声

私には今もその亡き母の声が鮮明に耳に聞こえてくる。脳の凄さ。今無いものが聞こえている。森光子の声も、美空ひばりの歌声も、植木等のスーダラ節も、マイケル・ジャクソンの〝Beat it〟も……である。面白い、実に脳とは不思議な代物だ。

そう！ 声と言えばお念仏は太古より人から人へ伝わってきた。亡き人の声のお念仏「ナモアミダブツ」もありありと聞こえた人もいたであろう。もしも私が亡き後「あの幸枝さんのお念仏ってなんだったのか？」と仏法を聴聞し始める人々も出るかもしれない。否、現に今も私の周りで「ナマンダブツ」が院内外で流行《はや》って伝わっていくのを目《ま》の当たりにしている。面白く、嬉しい。

じゃあ、まあ、心配しなくて良いであろう。今、声にお念仏が出てくださる人物がいる限り、そのお念仏が人々や子孫に伝わっていくであろう。そのことが今は亡き母の声を聞きながら間違いないことに思えてきた。そのナマの実感を体感しているところである。

幼小児には「おかあさん」と呼ぶ声の中に母の全てがある。頼り切り、任せきれる安心はどこから来るかと言えば、母から出された無条件の慈愛に満たされているという子供の自信と母への信頼に由来するのであろう。

阿弥陀様と私の関係もしかり。仏様の他力で無条件に「お浄土に救う、まかせよ」とお慈悲の全てが聞こえた私の安心。まさに「おかあさん」と言う幼児の声と同じようである。これが阿弥陀様の名「ナモアミダブツ」と呼ぶ私の声にするのであろう。

♪ お返事なくてもうれしいな
♪ なんだか呼びたいおかあさん

大往生とは

母は数え年九十九才、白寿と言われる長生きをした。よく長生きを世間では「大往生」などと言っているが、正善寺の住職・熊原博文師のお説教（ビハーラの会）で「往生」には大も小もないとおっしゃられた。（つまり往生とはお浄土に往って生まれることを指すものであるから）

母道子は大阪の藤井寺という浄土真宗が盛んな土地で、その地域でもとりわけ篤信の家に生まれ育った。この家についてはいつ頃からか知らないが代々仏法聴聞を第一にしていたようである。母の姉故文子、弟故政夫、その妻画味子もそれぞれの生活の中心が仏法聴聞という生き方の念仏者。母は「利井興隆《かがいこうりゅう》先生（後に行信教校校長 昭和二十一年六十四才往生）のお説教は本当に良かった」と、しみじみと「そのお蔭様や」と悦んでいた。

ところが東京に嫁いだ母の驚き。関東は浄土真宗が少なく、仏法聴聞の習慣が殆どないこと。また真宗では迷信とされ決して言わない日の善し悪し（大安吉日、友引などが日常生活をしばっていること）や、方位等の縁起かつぎ、占い、お守り、血液型での差別などといった非科学的、非仏教的環境の家庭の中で暮らすことを情けなく思ったことであろう。理系の家系でもあったことで、尚更「アホらしい」と思ったりしたであろう。（この科学の発達した現代日本人の中で教養があると思われる老若男女でさえ、このような迷信に疑問を持たない。否、それを頼りにしている文化人と思われる人々が多くいること。これ、日本人の一番わからないところである）

物心ついて、ふと気がつくと母は構《かま》わず「ナマンダブツ、ナマンダブツ……」と、どこでも出るがままに称えつつ動いていた。

今初めて思うのだが、三人の子供は母のお念仏のＢＧＭ（バックミュージック）の流れる中で食べ、遊び、勉強し、育った。また、私がペイペイの小児科医局員の頃、私の子供たちは絶えず実家に預けっぱなしのことも…。だから孫たちもその家の中でナマンダブツのBGMが鳴っていたのを聞いていたに違いない。もう彼等はすっかり忘れてしまったであろうか。

母が初孫を特に可愛がり、彼が一〜二才の頃、自らお月様に合掌したというエピソードなどは、忘れ難い母の嬉しそうな声の一つである。人の最も美しい姿は合掌。合掌とは尊いものに頭が下がったこと。仏様に頭の下がる人間に育って欲しいという母の願いが我が孫の姿にあらわれ出てくれたことをとても歓んでいた。またひ孫も「ナムナム」と合掌礼拝。何より尊く、嬉しい姿であると思う。

ハッピーバースデイ

病棟セカンドピアの二〇四号室に「こんにちは」と入ると、酸素吸入している患者さん、点滴している患者さん、その中に母がいた。母の耳元に「ゆきえさんよ、おかあさん、ありがとう」。

私をじっと見つめる。「お母さん、ナマンダブツ、ありがとう、ナマンダブツ」…と、その時急に手を振り始め、舌を動かし応えてくれる。やっぱり、コレだ！　母の最大の生きた意味はお念仏に出遇い、大安心をいただけたことに違いない。

死の際に役立つものはこの世に何一つ無い。人間は生まれて死ぬコースから外れることは誰もできない。どのような優秀な人も仏縁無き人生は虚《むな》しく過ぎたとしか言えないことを改めて感じている。

そんな中、患者さん方がとうとう素直に阿弥陀様に頭が下がり、お念仏されておられる。またこのような方の最期は「お浄土に往生されたなー」と心からホッとし、心残りなく医者のつとめの終りに「この世ではご苦労さまでしたね」と成仏を悦べるのである。

ナモアミダブツと称え始めたときが頭の下がった時。我を立てず、仏様に頭が下がった姿がお念仏する姿である。

母はお浄土の仏様になりました。往生浄土です。大変嬉しく「おめでとう、良かったね、おかあさん」。母は私の「ナマンダブツ」になり、孫、ひ孫の「ナマンダブツ」、皆の「ナマンダブツ」になりました。

十一月二六、二七日の通夜、告別式のお斎膳にはお赤飯でお祝いしましょう。だってお浄土にハッピーバースですもの。

「南無阿弥陀仏」と称えるあなたの声の仏となって必ずあなたを救うよ、コレが弥陀の第十八願即ち「本願」です。本願とは簡単に言えばどんな者も平等に無条件に百％阿弥陀如来の仏力（ナモアミダブツ）で救うので、どうか私の名を「ナモアミダブツ」と呼びながら生きておくれという阿弥陀様の願いのことであります。
なんだか呼びたい「ナモアミダブツ」

まづ善信（親鸞）が身には、臨終の善悪をば申さず、信心決定《しんじんけつじょう》のひとは、疑《うたがい》なければ正《しょう》定聚《じょうじゅ》に住することにて候ふなり。さればこそ愚痴無智の人も、をはりもめでたく候へ。如来の御はからひにて往生するよし、ひとびとに申され候ひける。

（親鸞聖人御消息　第十六通）

また熱い夏がやって来る ——医療の原風景

泣いたり笑ったりの診察室

一番近い隣の診察室でも何を言っているのかはよく聞こえない。でも離れた5番診察室から星野院長の声が「アッハッハハ……」というのはよく聞こえてくる。医局長のソフトな問診の声とやや声の調子を上げて「まあ、まあ……」と言うのも聞こえてきたりする。通路を隔てて隣の6番からは優副院長が例の「フッフフフ……」と笑いを含んだ時の声や、O先生の「それはですねー……」という関西風イントネーションと共に、真面目で几帳面《きちょうめん》、丁寧な説明が始まる。私の方の内科3番は毎度、患者さんの冗談に笑ったり、時にもらい泣きしたりの泣き笑い。離れた小児科2番は乳幼児の泣き声が派手に上がるところで、ナースと私は2~3番を往ったり来たり忙しい。

医師たちが患者さんの信頼を得、一つになって共鳴しあって坦々と診察を進めながらも、秘かに楽しまれてもいる様子が聞こえてくる。それが安心で嬉しい幸せである。「おー、やってる、やってる…」その時「気」が我が身にみなぎる…。お蔭様で長時間の診察の中、くたびれていても難解な症例に遭遇すると反《かえ》って楽しめる私の暢気《のんき》さ。これは喜びの泉から「気」の活力が湧き、エネルギー源になっているのか？　個性豊かな、しかし真面目なお人柄の医師たちが好きであり、そんな愛すべきドクターに恵まれ、囲まれ、だからまだ診療が楽しめる。

「勤務時間は起きてる時間の半分以上。この職場で目いっぱい楽しもう！　人生半分勿《もっ》体《たい》ない！」と言い続けて十数年たった。「いつ楽しむの？」「今でしょ！」である。

今、ここまで書いてきて、ふと「楽しむ」に引っ張られて出てきたフレーズに気付いてしまった。〝患者さんの身の中に居て、願い訴えてくるもう一人の私〟。そのもう一人の私が「私はこうして欲しい、私に正しく問いかけて原因を掘り当てて欲しい」と。診療はその問答。真面目に応え、自然に結果もついてくる。今はそんな楽な診察法であるように思う。「コレ、先生方もありますか？」いつか聞いてみよう。

思い出すのは大阪で医院を開業していた伯母（母方）の診察室。

毎年一度、私の母は子供三人を連れてはあの猛烈に暑い夏の大阪に里帰りを繰り返した。

弟妹の二人は母と一緒に藤井寺の実家。私だけは決まって平野の伯母チャンの家に滞在した。伯母が私を大変可愛がっていたからなのであろうか。しかし、その家にいて私の相手をする者は誰一人いない。開業医の伯母は独身、看護師たちも受付、薬等々忙しい。従って私は伯母の診察室に居る時間が長くなる。小さい時から私の得意中の得意はものすごく早く薬が包めること。昔々の調剤法は分銅秤で量《はか》った数種の粉薬を白磁の乳鉢（擂鉢）に入れ、乳棒で擦《す》り混《ま》ぜ調剤。次に匙《さじ》で正方形の薬包紙十何枚かに均等に分け、紙を手できれいにたたんで分包完了。コレ、素早くできる自信が今もある。

さて、私は伯母の診察机の脇に立ちんぼ。今もアリアリと目に浮かぶ。伯母が使い込んだ黒い長い聴診器の変色した象牙《ぞうげ》の部分を片方ずつ両耳にねじ込む手つき、聴診している手や顔つきを見ていた。おばちゃんと患者さんの大人の会話。「楽しそうだな」飽《あ》きなかった。今思えば子供にとってその診察室は小さな南の島のような、切り離された空間であり、明るく開放された場所だったように思う。

患者さんに使ったブドウ糖注射液のアンプルに数滴残ったブドウ糖、これを伯母がアーンとする私の口に。甘ーい、美味《おい》しい数滴。わざと数滴、私へのおやつ？にと残したのかも……。

私の耳に再現されてくる声は「ハー、そうだっか?」「そんなアホな」「そりゃー、ワヤでんなあ」、医者と患者の痛快な掛け合い。「アッハッハ…」と同時に笑う声。伯母の診察は、午後からは往診、夕食後からは仕事帰りのサラリーマン、最終は夜八時、九時のことも。老若男女の待合室からも大阪弁がはずんで聞こえた。当院内科の中待合も然り。元気な患者さんにはまるで社交場。そのにぎわいには、お呼び出しも聞こえない。

今こうしていると、当院の診察室がその遠い思い出の中に写り込んでしまう錯覚さえ覚える。

伯母も、晩年は疲れ切った顔がなにか不機嫌に見え、怖かったこともあった。私もこの頃疲れ切った顔を職員に見せて恐がらせているかも知れないと、申し訳なく思っている。

確かに伯母の医者人生が私に影響を及ぼしていないはずはないであろう。またあの愉快な診察室が今も私の心の中に溶け込んでいる。ステキな思い出と、伯母の山あり谷ありの人生苦もあったその生き方を、幼い頃から私の前に全てさらけ出して目に焼き付けて見せてくれた。懐かしく貴重な夏休みであった。身内以外の者に見せない、知られたくない、身内ならではの苦楽をも子供はじっと見て育つ。私にとって、この経験が人生の土台をしっかり踏み固めてくれたのは、私の上で事実である。伯母や父母のあれもこれもが今の私の肥《こ》やしとなり、心の骨格を仕上げ、柔軟で撓《しな》りの良い粘り強い腰や筋肉にもなっているだろう。

私は実に凡人である。ただ、職員より少し長く生き、少し長く「人生の意味とは何かについて」ということの一つのことと付き合ってきた。

アインシュタインは言った。

「自分の、そして他の人々の人生に意味を見い出せない人は、単に不幸なだけではなく、生きるのに向いていないと言えましょう」…と。

生きるのに向いていないとは「自身の生きている価値が解らないのでしょう？」という厳しいが有り難いお言葉に思える。仏教に通じていて面白い。アインシュタインは最終的にご自身の宗教を仏教で納得されたという。

さて、話は戻るが、病棟のナースも、私と共に多忙な日々の寸暇《すんか》を惜しむように、仕事がらみの冗談や下ネタで大笑いしたり、患者さんの最期に臨んでは共に泣き、また、泣き笑いなど悲喜こもごも。ココ病院は実におおらかに感情の出易い臨床の場。そう思いませんか？

立ち読みの五月晴れ

いいこって　どんなこ?

「ねえ、おかあさん、いいこって　どんなこ?」

うさぎの　バニーぼうやが　たずねました。

「ぜったいなかないのが　いいこなの?　ぼく、なかないようにしたほうが　いい?」

おかあさんは　こたえました。

「ないたって　いいのよ。でもね、バニーがないていると、なんだか　おかあさんまでかなしく　なるわ」

「じゃあ、いいこって　つよいこのこと?　なんにも　こわがらない　つよいこに　なってほしい?」

「まあ、バニーったら。こわいものが　ないひとなんて　いるかしら」

「おこりんぼは　いいこじゃないよね。ぷんぷん　おこっている　ぼくなんか、おかあさん　きらいでしょ?」

「とんでもない。ぷんぷん　おこっているときも　にこにこ　わらっているときも　お

かあさんは　バニーが　だいすきよ」

「でも、ぼくが　ばかなことばっかりしてると、おかあさん　いやになっちゃうよね」

「どんなに　おばかさんでも、バニーは　おかあさんの　たからもの」

「びっくりするような　おばかさんでも？」

「どんなに　あきれるほどの　おばかさんでもよ」

「それじゃ、ぼくが　もっと　かわいいこなら　おかあさん、うれしかった？」

「まさか！」

おかあさんは　くびを　ふりました。

「バニーは　いまのまんまで　いいの」

ちいさな　バニーは、だまって　しばらく　かんがえました。

「じゃあ、おかあさんは　ぼくが　どんなこ　だったら　いちばん　うれしい？」

おかあさんは　にっこり　わらって　こたえました。

「バニーは　バニーらしく　していてくれるのが　いちばんよ。だって　おかあさんは、いまの　バニーが　だいすきなんですもの」

（ジーン・モデシット文／ロビン・スポワート絵／もき　かずこ訳　冨山房刊）

この本『いいこって どんなこ?』を立ち読みするだけで、ここまで感動させてもらっていいのか? 絵本古書店に一人座っている中年女性の本屋さんに私の涙が見えませんようにと、背を向けても涙の滴りがなかなか止められなかった。昨年逝去した母への懐かしい感謝、そして離れればなれで暮らしている愛《いと》しい我が子への煮詰《につ》まった想いがドッと押し寄せてきた瞬間であった。私の「母」という言葉の両方向性。これがいちどきに溢れた。

バニーのように絶対的安心を幼いころから求め続け、確認しようとするのが人間であろう。幾つになっても、賢い方でもその幼いような性《さが》は消えないのかも知れない。「絶対的安心」、コレを追求された高僧方もまた人間であられたから…と、そう思える。

でも、「安心していて良いよ」という阿弥陀様がいらっしゃるではないか。これが仏教。先日のビハーラで、「仏様と私」の関係をきめ細かに安方哲爾師はお話しくださった。

《阿弥陀様という仏様はナモアミダブツという声になって、今私のところに来てくださり、声の中に阿弥陀のいのちをこめてくださって、「貴方の身に入り満ちてナモアミダブツとこぼれ出よう」とおっしゃった仏様です。ということは、「ナモアミダブツ」とお念仏しているということは、この身に阿弥陀という仏様のいのちがもう宿っていてくださるんだと聞くことです》

とキッパリ言われ、
《こんな仏様の話、こっちは解らないことを聞いている。ただフンフンとこれを聞くばかり。仏法は「聞くor聞かない」だけのことです。安心していて良いのは、阿弥陀様の方で私が解らないことをご存じだから心配ないということです》
と言われた。この他《ほか》に思い込まなくても済む安心って何かあるだろうか？

五月晴れの日だった。目白通りから一本裏の小道。いつもなら自転車をとばして通りすぎる道に「貝の小鳥」という絵本の古本屋さんがある。その入り口のたたずまいは一見かわいい雑貨屋さんか、おしゃれなカフェのよう。

その三日前、本好きという二才後半の男の子と遊んだ。

「そうか、二才、本を読み聞かせる年齢になったんだ」

遠い昔、我が子と一緒に、ある児童心理の先生を訪ねた。その時私に言われた一言「お母さんが本を読み聞かせる声は母乳と同じですよ」　あー、そうだったのか、良かったー！

この一言は私の子育てを楽にしてくれた。既にしていた子供への読み聞かせ。三人の子のベッドルームで読みながら、時には早く寝てくれたら終わりにできるのにと昼間の疲れでウトウト…途中から居眠り。すると、いつも真ん中の子が「お母さん寝ないで!!」…と必ず言ったものだ。遥か彼方の思い出ながら、昨日のことのように鮮明な子供の声である。

当たり前だが、当院職員にも親子がいっぱい居る。

親子といえども性別、性格の違い、いずれも基本に戻せば他者同士。深い愛がある故に、責任を感じるが故に、血縁が深い故に、なおさら悩みや不安は尽きないのかもしれない。

仏教ではこの世は娑婆《しゃば》。娑婆とはサーハーの音訳。元のインド語の意味は忍土、苦の場所、思うようにいかない所という意味だという。我も親の子であり、子の親である。

人生のけり ——目の黒いうちに

来年は無い ——おしまいづくし

先日の小学校五、六年のクラス会で担任のT先生がお出でくださった。我々はいきなり小学校の校庭を駆け回る子供の気分に戻っていた。可愛らしく、あどけない顔の小学生がそこに現れ、先生も二十代の超美しいお顔で黒板の前。同級だからその時間を同じ映像を伴って共有できること、年のせいかそれを心地よく楽しめていた自分に驚いている。

「幸枝ちゃん、ちょっとこっちへ来て」。先生に呼ばれた。隣に座ると先生は「幸枝ちゃんの本を毎日、毎日読んでるのよ」と。意外な成り行きに驚くばかり。先生は既に『お浄土があってよかったね』の境地。私は一気に胸が熱くなって先生を抱きしめそうに身を寄せていた。八十才過ぎの大先輩でありながら生徒にこのようなハダカの素朴さ、純真さを丸出しにされた。今の自分は「心の先生」に出会っていたからこそ存在している…と、心から幸せであると感じられる。若き時、大真面目に一生懸命育てた子供たちだからこそ今も慈《いつく》しむような眼差《まなざ》しを向けられる先生。こちらがいたわるべきお年を召した先生なのに、反対に元気をいただいた。それにまた甘え、励まされ、ようやく先生のご恩の大きさに気付いた始末である。

先生は、クラスメイトが「また来年お逢いましょう」と誘うのに、何度も「来年は無い」とキッパリ。終始毅然《きぜん》としたお姿が印象的だった。来年は「お浄土にいるわよ」と言わんばかりの言いっぷりが最高に美しい。たった一冊お送りした拙著に先生が百倍返しをして悦ばせてくださった。恩返しの逆ですねー、まったく。涙、涙……。

このところクラス会に出かけると、先生が言われた「来年は無い」にも通ずる『断捨離《だんしゃり》』という言葉を皆さんが言い始めた。確かにもうそんな年だ！「写真も数枚残して捨てた」「家も売り、終《つい》の住処《すみか》に引っ越した」「お金は残さない」と人生の始末をつけたかの如き近況報告に「エーッ！焦る～ウ」と私。日曜日、『断捨離の方法』なる本を持って部屋の中をウロウロするが、捨てるはずのノートや本や、可愛いかった子供たちの幼い文章や思い出の品々をいつの間にか読んでしまい、日が暮れてしまい、「ダメだ！」とあえなく貴重な日曜日がおしまい。ついにお片付けもできない年になっちゃー、おしまいだ！

ハタシテ「断捨離」が順位の一番か？ と問われれば、誰でも「そうでもなかろう」くらいは思う。さて、目の黒いうちに最優先にすべき価値あることとは何？ 答えは「生まれた意味を解決すること」でしょう。

ムリムリ、難しそうでわかんない。

聞けば意外と易しい近道があった。まず「私の死は一ヶ月以内」と本気で想定してみる。次に大声で「死んでいけるか！」と繰り返してみる。「いつ言えばいいんだ？」「そりゃー、今でしょ」というのが仏教である。死を前提に、生きる意味を「聞く」。「聞く」とは出遇う、身に満ちる、真に遇うことである。仏語が「聞けた」か否かは絶対に自分で自分をごまかさないこと。何故ならごまかしが効かなくなる最期が必ず来るのだから「今」自分に正直になること。お浄土の仏様に成れるか、お先真っ暗か、訳が分からずウヤムヤか。こればっかりは「なんとかなるさ」が無い。行き当たりばったりの虫がいい仏教はない。

そもそもこの世で一番嫌い、しかし一番気にしている「死」の解決をまだしてないのには理由がある。その大半は「そんなこと聞いている暇がない」「気にしない」「難しそう」「面倒くさい」「まだその年ではない」「お浄土なんか在るわけないと思うことにする」「自分には信念がある」…と避けてきた。

「若きとき仏法はたしなめ、年よれば行歩もかなわず、ねむたくもあるなり。年寄れば、目もうすく、耳も遠くなって聞き難く……」（蓮如上人　御一代聞書）。老化で頑《かたく》なになれば何事も頷《うなず》けなくなる。頼りにしていたはずの自分で自分は救えない。聞くチャンスは「今でしょ」。当院の患者さんなら「お浄土でまた会おうね、いっしょに阿弥陀様にお礼を言いましょう、ナモアミダブツ……」と言ってもらえ、互いにお念仏しながらこれから往く輝くお浄土を憶《おも》い浮かべつつ、まともなお別れができる。

さて、最期にそれを言ってもらえるような環境がありますか？

目の黒いうちに

赤塚不二夫が「バカを直す必要は無い。利口を直した方がよいのだ。このバカってのは自分がハダカになることだ」。また「世の中の常識を無視して、純粋なものの見方や生き方を押し通すことなんだよ。バカだから語れる真実っていっぱいあるんだ」と。

利口のフリをしたところで「いづれの行もおよび難き身なれば、とても地獄は一定すみかぞかし」（歎異抄：第二章）と親鸞聖人。自分で自分はどうしようもないのである。従って「仏法を主とし、世間を客人とせよ」と蓮如上人のスゴイ言葉。世間とは比較競争（損得、上下、大小、善悪、貧富など、また利口ぶった顔をし、バカにされず損をしないように生きる）の世界のこと。永く人々の働く職場というところに勤めてきて、賢者より真のバカ（愚者）が多い方が職場環境も良くなることを実感している。

法然上人は「浄土宗の人は愚者になって往生す」と言われ、ご自身も「大愚智の法然」と言われたという。愚が中の極愚最澄、愚禿親鸞、大愚良寛、そして極愚当院と並ばせていただきます。自分には何ができると言うのだろう？　賢者とは「私は仏に用事はありません。おかまいなく。自分で自分の始末はしていますから……」、平たく言えば、こんな方のことであろうか。何もできない自分だから『愚』である。故に自分で解決できない生死苦を仏様が「任せよ、引き受けた」と言われるのが本願の他力。これが「南無阿弥陀仏」である。そのナマンダブツは、仏の「まかせよ」の声。私が称えているのはご恩報謝のお念仏だとのこと。これを信心と言うのだそうだ。そうなる人生を阿弥陀様の側で「用意してあることを聞いておくれ」とズーッと待っていてくださった。人間でいられる間「目の黒いうちに」聞くのみ。

二階セカンドピアでは「ご臨終」と今年も言い、患者さんが逝った。これが空しいか空しくないかである。

当院での仏教は誰でも聞ける、子供が聞いてもわかる単純さ、また重病人でも聞けることが大切。浄土真宗のすごさは世界一シンプル、明解であるから聞く相手を選ばない。勿論、百%が仏様側の他力の受け持ちだから聞くだけ（聞即信）。岡村謙英師のお説教によれば、大間違いはタイ、タラ、ブリだ……とのこと。えっ？　魚？　浄土に生まれると信じタイ、信じタラ、信じブリ、称えブリ。自分側のタイタラブリブリにこだわるのは辞めよう！　愚者の私に合わせ阿弥陀様が「必ず私の口に出るナモアミダブツになって救う」と。つまり私の声のナマンダブツを聞くだけ。今から仏教する力も無い……、であれば愚者に腹が据わることが大切。お礼のナマンダブが出たら「聞けた！」と悦べ、やっとこさ聞けたという証拠だよ……と。如来の他力まで勝手に「～をすれば、～したから、～になれば、～のように受け止めたら、～のように称えたら、～のように信じたら」などと自分の解釈を採用して利口ぶるのは止めにして、「仏力他力だけでは物足りないのか？」と自分に問うてみよう。

自力0%の宗教は世界で親鸞聖人の浄土真宗だけ。「任せておくれ、絶対他力で救うから」と。この優しさ、易しさ、世界一スゴくない？

「恋に落ちるのに重力は関係ない」（アルバート・アインシュタイン）
「地獄に落ちるのに仏力は関係ない」（ユキエ）

実は地獄行きは仏様が決めると思っている患者さん、職員が意外と多い。仏様が我々に地獄行き、天国行き、極楽行きと振り分けるか？　真逆。仏様は「救う」と言うのに、「べつに救ってもらわなくてよい」と逃げ回る日本人が多すぎる。仏教は初めから自業自得。私の現実に起こっていることの全ては過去の世界でやってきたこと（業）の結果である。何事も他人のせいなど一つもない。地獄行きさえも……。コレ、仏教の根本。

仏教は悟り（成仏）で終わらず、お浄土で無量の智慧と無量の寿命の世界が始まるという。人間の常識、認識を通して有無の話にしたら仏教ではなくなる。人生は底なし沼の上を渡る如くいつか沈むが…どうするのかな？　と他人事とは思えぬほど心配である。だ〜か〜ら〜せっかくの阿弥陀様を小バカにせず聞きましょうよ！　阿弥陀様のお心を思えばお勧めせずにはいられない。

アレッ、これは病院の理念にあった、あった。目の前の患者さんのいのちを自分のことのように思う…と、この文はおせっかいながら理念通りになっちゃってますよネー！

第五章

人の「いのち」をわが「いのち」のように

――病院仲間たちの言葉

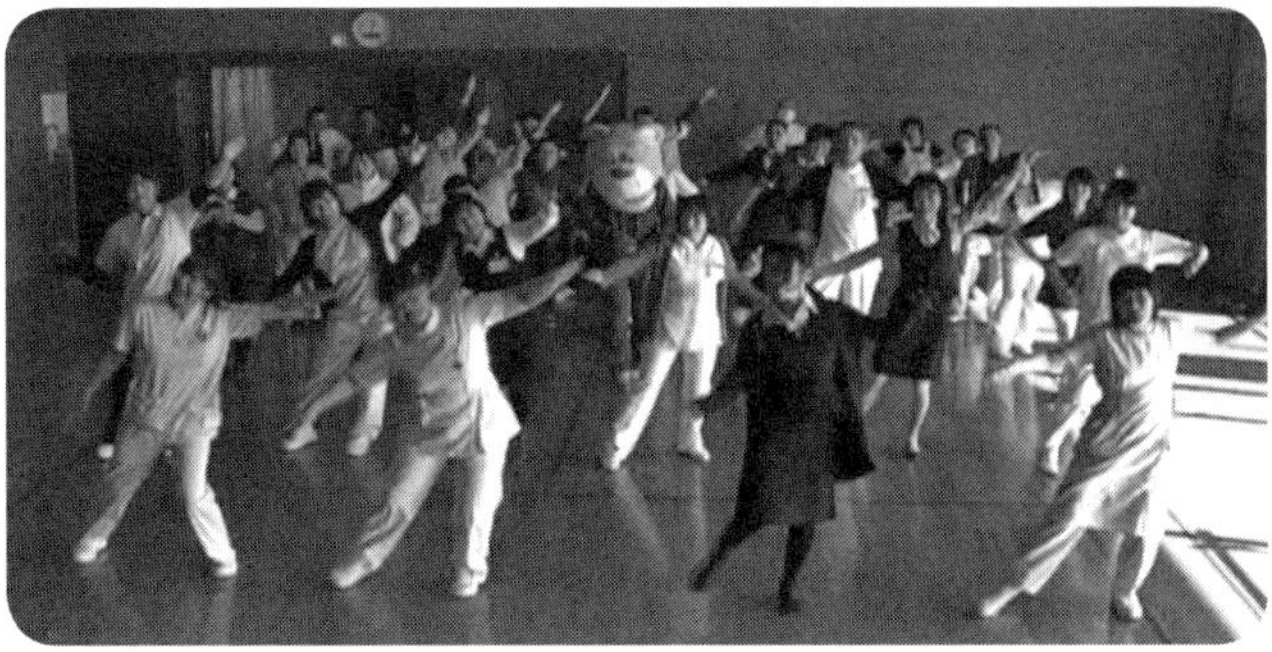

職員の「恋するフォーチュン・クッキー」ダンス

嗚呼《ああ》わからない、ゆえに私は学ぶ（歎異抄を聞く会）

看護部長　片田ひとみ

看護学校に『歎異抄』の授業があった。真面目すぎる講師で、ちっとも面白くなかった。ある日寝た振りをしていたら先生の解説する声が聞こえた。「人間には、妬《ねた》み、恨《うら》み、嫉《そね》み、しらみ……」。完全にすべっていた。誰も笑わなかった。

それが私の『歎異抄』との出会いである。

小学校低学年の頃から死ぬのが怖かった。死んだら私がこの世から完全に無くなるのか。今こうして考えている意識すらなくなった状態が永遠に続くとしたらなどと考え出すと、本当に恐ろしくて居ても立ってもいられなかった。

みやざきホスピタルに就職して驚いたことは、ユキエ先生がいつも「死んだらみんなお浄土へ生まれるのよ」と言われていたことだった。お浄土？　人間の精神活動は脳細胞の働きによって生じるものなのだから、死んだら脳細胞も活動停止するからそれでおしまいなのではないか。私の中で、死んだら消滅というのと、でも科学では解明できない何かの救いがあるのではないかというのと、矛盾する二つの考えが常にあった。そんな中、「歎異抄を聞く会」があることを知った。死に対する長年の疑問が解決するかもと誘われるまま会に参加した。

人間は自力で悟ることはできないので、阿弥陀様の他力によってのみ救われるものであること、南無阿弥陀仏は阿弥陀様の「お前のそばにいるよ」と言う声なのだということ、どんなに至らない欠点だらけの私でも阿弥陀様の慈悲によって救われ、浄土へ生まれさせてくれるということなどを学んでいくうち、私はあることに考えが及んだ。

それは、遠藤周作著『私のイエス』についてであった。これによると、ユダヤ人は、エルサレムを支配していたローマ帝国に対する救世主としてイエスに期待を寄せたが、彼はただ絶対的な神の愛を民衆に伝え続けた。ユダヤ教の神が罰を与える恐ろしい存在に対して、イエスの伝える神はいつでもそばで温かく見守り、どんな罪も許してくれるものだった。一向に反乱を起こしてくれないイエスに、期待を裏切られたと思った民衆や弟子たちは彼を見捨て、イエスは弟子の密告によりローマ帝国の側近ガラリヤ王によって十字架につながれるが、今まさに処刑される刹那、イエスは「主よ、彼らをゆるしたまえ」と天に向かって叫んだと言う。それを聞いた弟子たちは「この方こそ奇跡だ、神の子だ」と震えるほどの感動を覚えたという。

キリスト教の神と浄土真宗の阿弥陀様は共通するものがあるのではないか。前者は愛、後者は慈悲によって人の罪を許し天国へ、浄土へ導いていくものではないのだろうか。今度、阿部信幾先生に質問しようと思っている。

講師の阿部先生は、いつも私たちの愚問に丁寧に答えてくださる。しかし難しくて未だにわからないことだらけである。ある日ふと疑問が湧き質問をした。

「人間だけ救われるのですか、犬や猫はお浄土へ行けないのですか?」

「犬には犬の、猫には猫の阿弥陀様がいらっしゃるのです。生きとし生けるものはすべてお浄土へ行けます」

ミミズだってオケラだってアメンボだって、みんなみんなお浄土へ行けるのか? 嗚呼《ああ》わからない。

また釈迦は、人の道として八正道を唱えた。しかし浄土真宗の親鸞は、そのような道を特に示してはいないようだ。だから悪いことをしても浄土へ行ける、などと誤解されやすいという。嗚呼わからない。

浄土真宗は唯一科学的な宗教だという。かのアインシュタインは、科学となんら矛盾しない仏教に多大なる関心を寄せ、「宗教なき科学は不健康であり、科学なき宗教は盲目である」とまで言っている。どこが科学的なのか？　わからない。

毎回「歎異抄を聞く会」の終了時間に阿部先生、ユキエ先生は数珠《じゅず》を手に取り「南無阿弥陀仏」と唱えられる。私は恥ずかしくてできない。でもこれからもこの会に参加して疑問を解き明かしていけたらと思っている。

三度目のナンマンダブ

総務課車輌環境整備係　三宅繁寿

十二月四日、水杉悟史師を迎えて「ビハーラの会」が開かれました。とても素晴らしい講演で割れんばかりの拍手で幕を閉じました。

座談会も終わり、恐れ多くも自分が水杉師の送りを任されることとなり、その車内での出来事を紹介致します。

幸枝先生の見送りのなか、車は出発して早々、一度目の「ナンマンダブ」、これは挨拶や感謝の意味と取れるので、さほど気にも留めなかった。

走り出して数分が経った頃、事件は起きた。後部座席の水杉師が左窓越しに外を眺めながら二度目の「ナンマンダブ」、確かこの辺りの道端に供え花があったような気が……。あっ！　このお方、人に見えないものまでが見えてしまうのだと思い、ゾッとした。まあ仏の道に従事しているのだから中には見える方も居てもおかしくない、と自分に言い聞かせ車を走らせていた。

だが、やはり気になる。バックミラー越しにちらちらと水杉師の動向を追いかけること数分、ついに三度目の「ナンマンダブ」、すぐさまバックミラーで確認。大事件勃発！ 自分の方を見ている。何か取り憑《つ》いているのではないかと勇気を出して聞こうといざ、はっ！ 待てよ、幸枝先生も所構《かま》わず口癖のようによく「ナマンダブッ」と言ってる。でも今まで他のお坊さんは言わなかったよなと悩みつつ、そうだ、口癖に違いないと決心し、師に恐る恐る聞いてみた。

「口癖なんですか？」

と。すると、

「何のことです？」

との返答。えぇ～見えてる？ やばい、鳥肌が～と思っていると、

「もしかしたら、『ナンマンダブ』のことですか」

と師が聞き返す。自分は声を裏返しながら、

「はいそうです。口癖ですか、それとも見えちゃってるのですか？」

と聞き直す。すると師は大爆笑され、

「そんなことはまったくございません。ただ声に出すことによって『私に届いている声の仏様』なんですよ」

と白い歯をキラッとさせ、満面の笑みで答えられたが、こちらは安堵感から苦笑いが精一杯でした。

一般的には、「ナンマンダブ」なんて聞いたら、ちょっと薄気味悪い感じがするのは自分だけでしょうか。葬祭などでしかあまり耳にしない言葉だから、そんな感じがするのでしょうね。この一件以来、耳からしばらく離れず、自分には「耳の仏様」になってしまいました。するとなんだか「ナンマンダブ」が身近なものとなった気がします。

水杉師、貴重な体験をさせていただき本当にありがとうございました。もうこんなゾッとする気持ちはこりごりですが、その後「耳の仏様」はやさしいです。

「日本人の誇り」を考える

デイケア室・精神保健福祉士　**吉野和一郎**

『ようこそ』でも何回か取り上げられていますが、デイケアでは幸枝先生がメンバーの皆さん・職員と一緒に考えていく、「トレビアン」の時間があります。

先日のトレビアンは「日本人の誇り」というテーマでした。題材はスイスを旅行していた日本人の話です。スイスにてアルバイトをしたお金でオメガの時計を購入しようとした際、時計屋の店主より「日本のセイコーという素晴らしい時計を所有しているのにオメガを買う必要があるのか」と説教され、日本人としての誇りを持たなくてはいけないと考えさせられたというものです。

自分はこの話を聞いた時、この旅行者とスイスの時計屋主人とでは時計に対する価値観が違ったのだと感じました。時計屋主人は単にブランドということではなく、スイスで培《つちか》われてきた長い伝統の背景をも含めて、日本人の旅行者に理解して貰いたかったのだろうと思います。そして、スイス人として自国に根ざす時計文化への誇りを持っているのでしょう。

では、私たち日本人はこのような「日本人の誇り」を持っているのでしょうか。今、アニメや映画の『おくりびと』のように世界から注目されるものは多いかと思います。それこそ日本人の死生観は素晴らしいと評価されていますし、確かに日本のように「死」への尊厳や畏怖を持ちつつも身近に感じ取れる文化は素晴らしいと思います。これは日本人が昔から「死」という理解を超えた現象を在りのままに受け入れてきており、そしてその行為は長い伝統を積み重ね、仏教はじめ宗教を通してなされてきており、そのために身近になってきたと私は考えています。

そう書きつつも私は、この回のトレビアンで「日本人の誇り」に無自覚な自分に気付かされました。前記のようなことも改めて考えなければ浮かんではきませんでした。そう考えると、きっと私たちの周りには様々な形の文化があるのでしょう。私たちは自国の文化を意識することなく生活してしまっています。大変もったいないことです。

少し思いをめぐらせれば日本にも世界に誇れるものが沢山あります。この点を自覚すると、自分がこの日本で何を誇れるかが分かり、他の文化もより深く理解していけるのでしょう。

ちなみに死者を埋葬する行為は十万年前にも遡《さかのぼ》り、ネアンデルタール人は墓に花を手向けていたとも言われています。そんな昔から人間は死に対して考えてきたのかもしれません。それは長年連れ添った方への哀悼《あいとう》であったり、来世への思いであったりと想像してしまいます。きっといろんな思いがあり、そんな思いが文化を作り上げてきたのでしょう。

日本の文化も本当に長い年月かけて培われてきています。その素晴らしい文化を改めて誇りとしていきたいと思いました。

祖母の旅立ち ——弥陀の浄土へ——

宮崎ミヤ友人・内科医　**酒井千春**

私は九十四才になる。振り返ってみれば沢山の肉親となつかしい数々の友人の旅立ちを見送ってきた。

昭和十七年一月六日。私は医者になって七年目の正月だった。当時勤務医として長野方面の病院で働いていた。そんな或る日、叔母から、

「おばあちゃんが風邪を引いて寝ているので診に来てくれ」

と電話があった。

祖母の住む村は私の生まれた村で、私の家があり、バスで通勤していた。急いで帰り、祖母を訪ねた。部屋に入るとぷんと臭った。ふとんの下に手を入れると濡れていた。ふとんを取り替え、寝間着を着替えさせ、「おばあちゃん、どう？」と聞くと、「気持ちいい」と笑顔を見せた。

「どんな具合なの？」と聞くと、「先生（村の医師）が風邪だと言った。たいしたことない」

と言い、目をつむった。昼食を食べなかったとの叔母の言葉に、夕飯は食べて貰おうと粥食と、ふだん祖母の好きなものを作って貰った。

やがて夕刻になった。「おばあちゃん」と声をかけると、眼をパチッと開いて「千春か」と確かめるように見つめて嬉しそうだった。「夕飯だよ、食べよう」とふだん好きだったものを口もとにやるとほんの僅か口に入れ、ようやく飲み込むと口をつぐんでしまった。

「何？」と聞くと、「今夜おれ（私）は死ぬような気がする。手足が厥冷《けつれい》（漢方用語で手足が冷たくなること）して来た」と言った。

「おばあちゃんはむつかしい言葉を知っているのだね」と言って手に触れたが、それほど冷たくはなかった。それでも村の先生をお呼びした。先生は一応診察し、「よけいなことしないでおきましょうね」と言ってくださった。祖母は目をつむっていることが多くなった。暫《しばら》くするとパチッと目を開け、「紙と鉛筆を持ってこい」と言った。急いで用意し、持ってきたよと言うと、

『世の中の苦患《くげん》を捨てて安楽に　急ぎ帰らん弥陀の浄土へ』

とはっきり口ずさんだ。「書いたか」と言うので、「はい」と言うと、「おれの辞世《じせい》の歌だよ」と私の顔を見つめた。

「しっかり書いたからね、大切にする」

と言うと、安心したように目をつむった。

祖母は二年前、長男を肺炎で失って以来、涙を流すことの多い晩年だった。信心深く仏前に座ることの多くなった祖母でもあった。私はふっと本当に祖母は今も愛してやまない息子のもとに急いでいるのだろうかと涙がこぼれた。私は手首を握り続け、祖母の顔を見つめた。安らかなおだやかな顔だった。

その夜半、祖母は急変し、娘（私の母）、嫁さん（長男の嫁）、孫たち六人に囲まれて何の苦しみもなく眠るようにこの世を去った。享年八十二才だった。


（『ようこそ』への投稿より）

＊

〈千春先生のお念仏〉――後日談

酒井千春先生からこのお話を聞いたのは、先生が八十才を過ぎてからであった。先生を囲み、私の義姉朱美、夫と四人で都内のホテルの一室で歓談中、先生は私に向かって唐突に、

「幸枝さん、お念仏って何だろうね」と言われた。

娘時代に聞いたお祖母様のお念仏とその安心し切ったお祖母様の最期。新潟育ちの篤信

の念仏者だったとのこと。八十過ぎの酒井先生には無いお念仏生活。時を経て、その声のお念仏が、今、心を叩いておられるという。

その後、千春先生には仏法聴聞していただき、「私もお念仏、称えさせていただいていますよ」とのお言葉やお手紙をくださった。実に、お念仏の声が時を隔ててから念仏者を生み育ててしまった、すごいお話である。阿弥陀様のご本願が私の心に至り届いてくださったしるしがお念仏。

宮崎幸枝

「本願の名号は正定の業なり」（深川倫雄）

第八回ホスピタル　こころの講演会　アルフォンス・デーケン先生

よく生き　よく笑い　よき死と出会う

医療相談室副主任・精神保健福祉士　**北田奈美子**

平成二十一年五月一六日(土)、ホスピタルこころの講演会に上智大学名誉教授、アルフォンス・デーケン先生にお越しいただきました。数分に一回くらいのペースで会場内に笑いが広がる、ユーモアあふれる「死の哲学」の講義でした。

カトリックの司祭でもある先生は、浄土真宗とカトリックは似ていると話されました。カトリックでは「人間は、生まれた日からいつの日か死ぬことは決まっているが、死はすべての終わりではなくて天国の門である」、浄土真宗では、天国ではなくてお浄土にいく。「天国」と「浄土」が同じだとすると、「いつの日か阿部先生(同日、ご講演くださった阿部信幾師)と会えるかもしれません」と話されていました。

先生は八人兄弟で、八才の時に四才の妹を白血病で亡くしています。妹は、毎日誰かがそばにいる自宅で療養したそうです。

「最後の日、医師からも親からも死ぬと言われました。妹は、一人ひとりと握手して『ありがとう』と言い、『天国でまた会いましょう』と言いながら死にました。四才の時には、死後への深い希望、永遠に対する希望がすごいエネルギーになれる、という体験をしました」

人間の偉大さは、

① 考えること
② 考えた上で選択できること
③ 愛することができること

これが動物と違うところだそうです。ただ生きるのではなく「よく生きたい」と思うこと、そして「笑う」能力は神様からいただいた非常な宝物です。ユーモア感覚は、開発することができるのだそうです。ジョークは頭のよさが必要で、きついジョークはユーモアではありません。ユーモアは、相手に対する思いやり、愛と思いやりの表現なのだそうです。

ユーモアの重大さを発見したのは、お父さんの影響だそうです。第二次世界大戦中、一方では命をかけてドイツ政府に反対しながら、大切な家族に対しては思いやりとユーモアをもって笑わせるお父さんだったそうです。

ユーモアとは「にもかかわらず」笑うこと。自分の失敗を認めながら笑うことができること。人間は、笑うことができる唯一の動物です。教育の中でのユーモアも大事と、中学の国語の教科書用に先生が書かれた『ユーモア感覚のすすめ』をご紹介くださいました。「特に今、緊張とストレスに満ちた今日の社会において、今までになく大切なものです。はりつめた雰囲気をくずして楽しいものに変える魔法であるとともに、あたたかい気持ちの通じ合った環境を作り上げます」

「皆さん、腹を立てながら笑ってみてください。できないでしょう。デーケンにもデーケン（笑）」

講演では「死への準備教育」「悲嘆教育の果たす役割」「配偶者の死に備える教育の必要性」「出会いによる癒し」「思いわずらいからの解放」「発想の転換」など、まじめな話もありましたが、講演のすべての時間が、笑いとほんわかした温かさに包まれていました。デーケン先生のお人柄と優しさの中で癒《いや》された時間でした。

生死を超えられた「安心」の力

元看護部職員　佐藤節子

主人が特定間質性肺炎と診断されたのは平成二十年三月でした。先生から、

「この病気は薬もなく、手術もできず、医療処置がない難病です」

と告げられた時は、頭の中が真っ白になり涙が止まりませんでした。そして、

「これから生活していく上で、病気と向き合ってほしい」

と先生から主人に告知がされました。

この時から死を迎える時までの生活が始まりました。入退院を繰り返し、在宅酸素を使用する生活。今年平成二十二年三月に入院した時は、ベッド上での生活で酸素の量も多くなり、付きっきりの看病でした。

あと十年は生きたい、一日でも長く生きたいとの思いだったのでしょう。食事は三食ちゃんと食べ、気ままを言わず、一日一日を大切にし、朝を迎えられたことに感謝をし、一日

無事に過ごし夜を迎えられたことに感謝をしました。ああ、元気な時には考えられなかった、夫婦共々こんなに味わい深い一日一日を過ごしたこと、一日のいのちの有り難さをよろこんだことは初めてのことでした。

主人にとって毎日が死と向き合い、生き地獄の心境だったと思えました。

「どうしてこんな病気になったのか」

と愚痴をこぼす時は、どう答えていいか困って複雑な気持ちでした。

元の職場・みやざきホスピタルでは昼間の「ビハーラの会」という仏教を聞く会や、やさしい仏教講座という夕方の会が毎月あります。私は主人に付き添い看病したいため、その病院を退職しました。

ある日、病院の元の職場三階に行くと、ちょうど幸枝先生が病棟回診中でしたが、私を見つけるとすぐ主人の容態を聞かれ、死を待つばかりのことを話しました。すると先生はいつもいつも言われていた仏様のお話をされました。

「南無阿弥陀仏というお念仏は阿弥陀様という仏様が必ず極楽浄土に救うから任せなさいという仏様のお声なのよ。ナンマンダブとお念仏して仏様にお礼をしながら、安心してお任せしなさい。もう仏様はご主人様も節子さんも抱っこしてくださっているのだから、死は往生です。死んでしまうのでなく、往ってお浄土に生まれるということですよ。これ、ご主人に話してあげてね」

と言われました。私は素直に「はい、主人に言います」ときっぱりと答えました。

私は主人に、いつも病院で聞いていたご法話、

「阿弥陀様という仏様は必ず極楽浄土という美しいところに生まれさせてくださるからお父さん、心配ないんだって」

と「ビハーラの会」や幸枝先生からいつも聞いている話をしました。

「だからお父さん、阿弥陀様にお礼をナンマンダブツ（南無阿弥陀仏）とするんだよ」

と言いました。主人はその話を「そうか」と素直にじっと聞いてくれました。

お蔭様で二人で前向きに病を受け止めることができました。いつ来るかしれない死に対し覚悟し、死は往生浄土だと、みごとに自分の病を受け入れていった主人でした。

ある日、主治医の先生が、

「この病気は死を迎えるまで頭は正気です。だけど、死の前にはお寺の住職さんでさえ気が変になりましたよ。大抵の人は呼吸困難と死の恐怖におかしくなりました。もしかするとご主人が死に耐えられなくて、気が変になることもありますので覚悟してください」

と言われました。

ところがどうしたことか、主人は最後まで孫を愛し、息子たちの心配をし、私や親友の健康を気遣い、穏やかに過ごす日々でした。

ある日、その主治医から、

「ご主人の精神力に驚きました。とても芯の強い人ですね」

と大変驚かれ、お褒《ほ》めの言葉をいただきました。（精神力ではなく、仏様の安心力だと主治医は知りません）

主人は、

「お母さん、悪いなあ」

「最後まで世話になるなあ」

と言いました。私に対して「ありがとう」の言葉だと思っています。

仏様に守られているという安心の中に居ることが、気が変になるというほどつらい、呼吸困難と死を目前にした人の心を楽にし、助けてくれたのでしょうか。第一、死は恐怖の対象ではなくなり、往生浄土で、生まれていく所（お浄土）があったのですから。

「お母さんはあと二十年生きて、ひ孫の顔を見てから（お浄土に）来いよ」

主人はこの死が極楽浄土への旅立ちだと思えていたのでしょう。

最期に言った言葉は、

「おれ、このまま寝ていいのか?」

「いいんだよ、お父さん、ゆっくり寝ていいんだよ」(お浄土で遇おうね、待っててね)

それから三時間後にやすらかにお浄土に往生させてもらいました。

二年六ヶ月、難病(死)と向き合った父親に対し、息子たちは父の芯の強さと、父の存在の偉大さを感じているようです。死んでもおだやかな顔が今も心に残ってうれしい気持ちになります。

「お父さん、よく頑張ったね、ご苦労様でした。ありがとう」

と言いたいです。六十一才でした。

仏法を聞いてお浄土を信じていたことで、私は他の同病のご家族と違ったのではないでしょうか。どれほど「安心《あんじん》」という心の支えが大きかったかと今更ながら思います。仏様にお礼の念仏をしながら、私もやがてお浄土に生まれて往き、主人にも会えるでしょう。

人間に生まれて来た目的。これは「一生が終わる時お浄土の仏にし、もう二度と迷いの世界を繰り返させないよ」という仏様の願いを聞き、安心して自分らしい人生を自分らしく生きることだと、いつも病院という職場で聞いてきました。

幸枝先生はこの手記に対して、

「ご主人がたとえ早死にであっても、この最高の人間の目的を果たすことができたことは、長生きと変わりなく、最期が大往生『めでたし』と言えるのです。どれほど長生きしてもこの仏様を聞かなければ、人間に生まれて来ても最期は虚しく終わった、『ご不幸があった』としか言えないのです」

と言ってくださいました。

これからはさらに深く仏法を聞いて、子や孫にもこの大きな安心と人間に生まれた意味を伝えられる私になりたいと思っています。私たち夫婦を長い間、励まし支えてくださった皆様に感謝致します。ありがとうございました。

祖父の往生と白骨の御文章

総合支援サービス部
デイケア室・精神保健福祉士　**杉山直人**

去る平成二十三年四月八日午前六時五五分に祖父九十四才の臨終を当院で看取りました。その時の数々の偶然を考えると、祖父は往生浄土の仏様になられたかもしれないと思いました。

その日、私はたまたま宿直勤務であったため、祖父の最期を看取ることができました。その後、主治医である宮崎幸枝先生の計らいで、阿部信幾先生が「白骨の御文章」を読んでくださいました。

この「白骨の御文章」とは浄土真宗の中興の祖と言われている第八世蓮如上人が、真宗の教えを一般の信者に教えるために平易に述べた手紙形式の『御文章』の中の一通です。八〇通を五帖に分けて納められている中のその五帖目第一六通は、人間のはかなさを諭《さと》したものなのです。祖父が自らの死を持って、残された我々に対し、どのようなメッセージを伝えようとしていたのでしょうか。

祖父は「お前も必ずこの日が来るんだぞ。だから、この死を見つめ、どうか人生の解決をしておくれ」と願っていたのかもしれません。私自身、家族の死をこの目で見るという経験が初めてであり、祖父の死と「白骨の御文章」を理解するにつれ、死というものには大きな意味があるのではないかと考えるようになりました。

意訳にも「人間のはかない人生をよくよく考えると、この世の中でおよそはかないものは、あっというまに迎える人生の最期である。今日とも明日とも知れない命で、遅れる人早く亡くなる人は、木の葉の露、雫の数より多い。そうであるならば、朝元気であった者が、夕方には死んで骨になるかもしれない。無常の風が吹いたら、人生というものは終わってしまう。嘆き悲しんでも蘇生《そせい》効果はない。人間のはかない命は老若の順とは限らないので、誰もが早い時期から生死の一大事を心にかけ、阿弥陀仏のご本願を聴聞しお念仏申させてもらいましょう」と記されています。

こう考えると、祖父の死には大変大きな意味があり、祖父の死を無駄にしてはいけないと痛感したのです。祖父の死が宮崎幸枝先生の当直であった日の朝であり、前夜たまたま「やさしい仏教講座」があり、阿部信幾先生が当院にお泊りになっていた翌朝であったということは、限りなく偶然であるとは思いますが、祖父が強い思いのメッセージを我々に残したいと考え、その日のその時間を選び、自分の人生の幕を降ろしたように思えてなりません。

あの日に祖父が亡くなったことで、私はこの「白骨の御文章」に出会えたのです。今まで人の死の無常さ、はかなさなど考えもせず、向き合おうともしなかったこの私に対し、祖父は貴重な経験をさせてくれたのだと確信しています。祖父に対し「ありがとうございました」と言いたい気持ちでいっぱいです。

最後になりますが、祖父に関わってくださった皆様方全員に心より感謝しております。自分が勤める病院なので褒《ほ》めるのも恥ずかしいですが、こんな家族的で心温まる病院であったことを改めて気づかせてくれました。正面玄関から帰れる病院なんてあまりありませんし、祖父も正面玄関から多くの方々に見送られ自宅に戻れたことを大変喜んでいると思います。

みやざきホスピタルの歌の中に〝人の「いのち」をわが「いのち」のように〟という歌詞がありますが、それを体現している素晴らしい病院だと自信を持って言えます。

本当にありがとうございました。

ビハーラの会に期待しています

精神科医師・医局長　**村田俊光**

ビハーラは宗教だから良くない、悪いものだということを聞くことがあります。とんだ誤解であります。浄土真宗はいわゆる宗教というイメージとは程遠い内容と解りました。現実に即した極めて理論的・合理的な道理であります。

まず他力本願であります。自力では無駄なのです。占っても、祈っても、お祓《はら》いしても、除霊をしても、人間が自力でどうあがいても無駄なのです。目に見えないもの、非科学的なものを我々人間がコントロールできるわけがないのです。科学技術が進歩したからと言って思い上がってはいけないということであります。

この考えはいかがわしい宗教に騙《だま》されるなという警告でもあります。高いお金を払ってオカルト的なことをやっても無駄なのです。人生の困難や辛い時に、ついつい占いとかお祈りだとかに頼りがちですが、身動きが重くなったり、高いお金を要求されて、さらに痛めつけられるのがオチなのです。仏に任せておけばいいのです。仏はお金を要求しませんから夕ダで気分が楽になります。

儚《はかな》い故に命は尊く、人生は僅《わず》かだから貴重なのです。貴重な人生なのだから自分の思うようにやっていいのです。浄土真宗はいかなる規則・強要をも行なってはおりません。ただやったことに関しては因果応報・自業自得で自分に跳《は》ね返ってくるよ、自分がされたくないことはしないほうがいいと、我々自らが他人を傷つけないように戒めているのです。

そして誰も避けることのできない死も解決しております。死後は浄土に行くのです。ここは唯一、見えないし、科学的に立証できません。でもいずれ来る死に備えるには聞いて信じるのが最善です。疑っていると末期癌などで余命を宣告された時「死んだら地獄かも」と悩み苦しみますから。仏の本願を聴けば、不思議と即信じられます。他に選択肢がないからと私は思います。お金も修行も不要なのです。もっといい考えがあるのならお聞きしたいものです。

本物の仏は人間のことが好きで、救いたくて仕方ないのです。人間に対してとてつもなく大きな慈悲を持っているのです。人間が人間を傷つけることがあっても仏が人間を傷つけることはありません。仏にだけは常に愛されているということに気づいて欲しいです。そして我々人間が煩悩・欲望を持ちながらも、少しは慈悲を持って向き合えばこの世界もまだ良くなると思います。

ここまで書くと浄土真宗が宗教のイメージとは全く異なるとはっきり解ります。地震・不況・凶悪犯罪・誰一人として免れることのできない生老病死など、釈然としない不安や閉《へい》塞《そく》感にあふれる混沌とした世の中が延々と続いています。この現実・善いも悪いも人間の本当の心としっかりと向き合った上で快適な人生を過ごす知恵を指南しているだけなのです。自分も快適に、さらには世界をも癒して、救っていくための極めて合理的・論理的で壮大な理法であり、ビハーラを聴くと親鸞の優しさ・娯楽性が伝わってきます。

さすが浄土真宗、本願寺、親鸞であります。ビハーラの会二〇〇回記念講演会は大変盛況で多くの入院患者さんが笑顔になっておりました。たまたま親鸞聖人七五〇回御遠忌の年で「スラムダンク」などの大ヒット漫画の作者である井上雄彦氏が親鸞を屏風に描いております。今後もビハーラの会に期待しております。

それ、心筋梗塞!!

株式会社アコード　代表取締役　**中村　光**

二十才の暮、小学三年からの恩師の招きで年越し稽古《けいこ》旅行に行った。伊勢神宮の参詣と伊雑宮の道場での寒中稽古が目的であった。行ってみると伊勢神宮の参詣の前に伊雑宮に参るのが昔からのしきたりであったと教わり、脈々と流れる歴史の重みと日本人の魂の拠《よ》りどころに触れられたことに満足したひとときであったことを今でも憶えている。

成人の記念にと恩師の計らいで禊《みそぎ》（滝行）が行なわれ、天《あま》の岩戸の中へ腰まで水に浸かって入った。水の冷たさは半端《はんぱ》でなく、精神修養とは思いながら心臓が止まるのではないかと思うほどであった。

そんな思い出深い旅行の最中、小学校の校長を歴任されていた恩師は、ひっきりなしに年賀状を書いていた。その数四〜五百枚はあったと思う。「いつか僕もこんなにたくさんの年賀状を出すようになるんだろうか……」と思いながら眺めていた。

恩師の年齢に近づいた私も、約千二百枚の年賀状を出すようになっていた三年前の暮、年越しを大阪で過ごすことにしていたが、いつも期日にならないとピッチが上がらないだらしなさで、二八日、二九日の二日間、仕事が終わってからほぼ完徹で年賀状書きに追われ、どうにかこうにか三〇日の夕方に丸の内の中央郵便局に持ち込んで、その足で大阪に向かった。

さすがにその晩は出歩く気にならず、そのままホテルで爆睡。起きたのは大晦日の昼。簡単に食事を済ませ、大阪の年末の活気を肌で感じてみたく梅田駅に向かって歩き始めた途端、何か嫌な感じになった。それは生まれてからこのかた感じたことのない体の中のじつに変な、気持ちの悪い、胸の中央の奥で得体《えたい》のしれない何かが蠢《うごめ》いているような……初めての感覚であった。

「何だろう?」

「心臓が痛いわけじゃないし……」

「でも何だろう?」

『ようこそ』の納品が終わって暮の二七日に、今後の打ち合わせにとみやざきホスピタルに伺った時、幸枝先生が今度の正月は何処にも出かけないとおっしゃっていたのを思い出し、この症状のことを聞いてみようと携帯電話を手にした。心臓病と言われたくないと思いながら……。大晦日に電話する無礼もこの時は許してもらいたいと思いながら……。

幸枝先生はすぐに電話に出てくださった。ほっとしながら、症状を伝えた。

「別に心臓は痛くないんですよ。ただ肋骨《ろっこつ》の裏側あたりがぐわぁ～んと渦巻いているみたいなんです……」

間髪《かんぱつ》入れずに幸枝先生から帰ってきた言葉は、

「中村さん、それ心筋梗塞!! 心筋梗塞だから電話をすぐ切って救急車を呼んで! 電話をすぐ切って一一九番。デ・ン・ワ・ヲ・ス・グ・キ・ッ・テ・一・一・九・バ・ン!」

一一九番に携帯から電話すると電話の向こうからは、

「どうされましたか?」と穏やかな声が返ってきた。

「心筋梗塞です」と私。

「どなたがですか?」との問い。

「私です」

「えっ! どちらにいますか?」

その問いに答えるため電柱の番地を探し当て読み上げているうちに身体中が重くなり、

肩から提げているバッグを歩道の上に置いたと思ったら、それでも重くなり、着ている上着を脱ごうとしながらそれさえももどかしくなり、膝を着いてへたり込み、冷たい歩道に顔が着いた頃には意識も朦朧《もうろう》となっていた。どのくらい経ったか分からないが、サイレンの音が聞こえ始め、救急車が近づいてきた。サイレンが止まった。

「来てくれた……」

救急車の中に運び込まれた。それからがまた大変であった。この時、大晦日の午後、救急士が問い合わす病院はどれも救急病院であろうが、電話口で救急士が私の症状を伝えると、しばらく経って返ってくる返事は、受け入れできないとの返答。「これがいわゆる受け入れ拒否っていうやつかぁ……」と朦朧とした中でただただ時間だけが過ぎゆくのを感じていた。

その時はどうしてなのか見当もつかなかったが、あとで考えると「大晦日で当直医師も少ない時に心筋梗塞では受け入れられなくても仕方がなかったはずだなぁ……」と思えるのだが、その時は「このままこの救急車の中にいつまでもいて大丈夫なのかなぁ……」と漠然と考えていたように思う。

七軒目の電話だったとのことであるが、電話の結果、受け入れ可能な病院が決まった途端、「大阪で一番の病院に入れますよ！」との安堵《あんど》の声が私にかかった。ただただ有り難く「ありがとうございます」と答えた。

病院に運び込まれ、寝たままで問診が始まったと思ったら、そのまま「今から手術しましょう」との当直医の一言。

「えっ！　東京に帰ります。仕事も三日からありますし……」と私。

「今の状態では、東京に向かう新幹線の中で死んでしまいますよ」との医師の声。

何の検査もしないで診たてるとはさすが大阪で一番の病院だぁと思いながらも、自分の身体の状況を理解できないまま、言われるがまま手術を決めた。

手術の結果は三本の冠動脈のうちの二本が完全に塞《ふさ》がっていた『ひっ迫性心筋梗塞』とのことで、カテーテルでバルーンが効かず、ステント二本を入れる手術であった。

思いの外、早い退院で正月七日の退院後そのまま東京に戻り、九日から仕事に復帰した。術後の主治医の説明では、「本当なら死んでいましたよ」と言われた。東京に戻ってから宮崎俊一先生・幸枝先生のご配慮で受け入れていただいた東京女子医科大学付属病院の主治医も、仕事上でお付き合いしている三人の医師たちも看護師長も、偶然知り合ったステントを開発した技術者も、さらには幸枝先生までもが口を揃えたようにおっしゃるのが

「その状況なら死んでいましたよ」であった。

あれから三年が過ぎた。こうやってその時の状況を文字に連ねてみて、初めて客観的に見られ、恐ろしい状況であったのだと、今感じている。ご縁があって幸枝先生に電話でご相談できたことで、今、生きていられるのだと思っている。あの一言「それ、心筋梗塞!!」と断定していただいていなかったら、うだうだしながら時間が過ぎ、その翌日の元旦を迎えていなかったわけである。

短時間に的確に指摘してくださった幸枝先生の診《み》たては、先生ご自身がおっしゃっておられる。「私は医者と患者との付き合いは生まれてから死ぬまでのお付き合いだと思っているの」の言葉の通り、常に真摯《しんし》に目の前の物事に対処して、他人に優しく、しかも注意深く観ていてくださる姿勢と、信じたことを身をもって実践されておられる方だからこその適格で迅速な判断であったと思っている。


いつも幸枝先生が話しておられる「阿弥陀様へのお蔭様のこころ」があってこその力を私もいただき、今まだ生かしていただいているのではないかと思っている。

私は信心深いほうではあると思っていたが、長年にわたり『ようこそ』発行のお手伝いをさせていただきながら幸枝先生とお会いする度に、「仏法とは？」「人生の解決とは？」等々の問答をさせていただいていた。その度に「中村さん、まだ聞こえないの？」……。これが私であった。それでも生かしてくださったことは、幸枝先生のお蔭様のこころを通していただいた「阿弥陀様のお蔭様」であると感じている。そして人間として生を授かった私が、人間であるうちに「阿弥陀様のお蔭様のこころ」を身につけるために生き長らえさせていただいた時間ではないか、とも思っている。

心から感謝の言葉を称えたい。

「南無阿弥陀仏」　合掌

ビハーラの会二〇〇回によせて

院長　星野恵則

先日のビハーラの会二〇〇回記念の会で、何と私が、何人かの篤信の患者さんや長年にわたり会の準備や司会を務めて来られた総務課の岡野さんと共に、優良聴聞者の一人として表彰されてしまいました。けれども、私は、診療の都合もあって、ビハーラには多分、半分も出ておりませんし、出ても失礼にもうっかり居眠りをしてしまったりで、全く良い聴聞者ではありません。ただ、医療と宗教との大切な関係について法話をお聴きしていろいろ考えてみたいとは常々思って参りました。

そんな風に考えて、みやざきホスピタルに赴任して十一年余り、なるべくそのような機会には出席させていただこうと思ってきたのですが、そうこうするうちにこの十一年の間に七十九才の父と十七才の娘という二人の肉親を亡くすということがありました。

父の場合は、肺気腫と肺線維症で長らく在宅酸素療法を続けていましたし、最期は自宅で孫子に囲まれる中、私が看取ったのでそれほどではなかったのですが、娘は外での急死でしたから衝撃は大きく、「医療と宗教」などという客観的な問題ではなく、生死の問題がにわかに私自身の問題になってきたわけです。

娘が亡くなったあと、沢山の方からお悔やみや慰めのお言葉をいただきました。その中で最も有り難く感じたのは、先輩の精神科医からの「言葉もありません」という言葉でした。大変失礼な話ですが、幸枝先生からの、お浄土のことを書いたお手紙は、ほとんどこちらに沁み通っては来なかった。「往生の素懐《そかい》」という言葉があるということを、以前に幸枝先生からお教えいただいたことがありましたが、娘が平素からそのような願いを持っていたともとても思われなかったのです。

有名な無教会派のキリスト者、内村鑑三の娘さんは、聖女の名前をいただいてルツ子さんというのですが、その娘さんが十九才で亡くなった時、埋葬の場で鑑三が「バンザーイ」と叫んだという話がよく知られています。天国の神の御許《みもと》に往くことができたから、ということではありましょうが、鑑三の心の動きを精神医学的に見れば、それは悲しみの強い否認であり、度を越せば躁的防衛に至るもので、人間としての自然に反しているように思われました。お浄土の話も、それと同じようにその時の私の耳には響いたのです。

それに、無量寿経などの経文に書いてあるお浄土のイメージは私にはどうもぴったり来なくて、日曜日には平日に病院に来ている時より逆に却《かえ》って疲れてしまう私ですので、やたらに華美な環境の中で、大安楽ということでただただゆったりしているのではどうもいやだな、さすがに地獄道や餓鬼《がき》道はご免被《こうむ》りたいけれど、修羅《しゅら》から上なら、いろいろ悩む苦しいことはあっても輪廻《りんね》から解脱《げだつ》することはしないで、そこをぐるぐる回り続ける方がいいな、などと思いがちだったのです。

娘が亡くなってから、初めに私に起こった変化は、まわりにやってくる小さな生き物がみんな娘の化身《けしん》ではないかと思ってしまうようになったこと。玄関の扉に止まっている蛾も、いつの間にか家の中にいる小さなヤモリも、虫や小動物や犬や猫が好きで将来は獣医になりたいと望んでいた娘の訪問のように思えて、ついつい、「おう、来たか」と声をかけてしまいます。それと同時にまた、生き物を殺せなくなりました。娘の死後五年あまりの間に私が手にかけたのは多分ゴキブリ三匹のみで、それも家族が怖がるからです。蚊が腕にとまって血を吸っているのに気が付いても、ただ追い払うだけ。さらに、肉を食べる時、これは死んだ牛の肉だ、これは死んだ豚の肉だ、と考え、自分が食べている動物たちが生きていた頃の姿や情景を想像するようになったこと。お坊さんでも金子みすゞでもない私がそんな風で、ちょっと滑稽《こっけい》ですらあるかもしれません。

そうこうするうちに、もっと大きな変化が起こってきました。このことは以前の『ようこそ』にも書かせていただきましたので、あまり具体的には書きませんが、偶然とは思われないいろいろな出来事が重なり、その結果、私も家内も、これが本来の私たちの生き方だったのだな、というような生き方をし始めた、と思うことが増えてきました。そのあまりにできすぎていて偶然とは思えない様々な出来事は、どうも亡くなった娘が浄土（といっても遠くてすぐそば、穢土《えど》がそのまま浄土という私の感覚は以前と変わりません）で忙しく立ち働いている結果としか思われないのです。あるいは言い換えれば亡くなった娘の願いが響きとなってあちらから私たちに届いていると言ってもいいのかもしれません。

「かなちゃん（かなでというのが娘の名前です）、お空で（お浄土とは家内は言いません。でも同じことです）忙しく働いてくれてるね」と言うのが家内の口癖です。

『歎異抄』に、「一切の有情《うじょう》はみなもって世々生々《せせしょうじょう》の父母《ぶも》兄弟なり。いずれもいずれも、この順次生《じゅんじしょう》に仏《ぶつ》に成りてたすけ候ふべきなり。（中略）神通方便《じんづうほうべん》をもって、まず有縁を度《ど》すべきなり」という言葉があります。浄土に行って仏になったら、まず自分に縁のある人から救っていくという大仕事が待っているというわけですね。その言葉の通り、亡くなった娘に日々救われている、というのが私たちの実感です。浄土に行ってもただ安楽にしているのではなく、そういう大きな仕事があるのなら、私もゆっくりしすぎて却って疲れてしまう心配はないことになりましょう。

私事にわたりすぎましたが、そのようなことをいろいろと考えてゆく機会を与えてくださった阿部先生をはじめとした布教使の皆様方に、また参加された患者の皆様、職員の皆様に、そして何よりも、二〇〇回もの長きにわたり、このような会を企画、主宰してくださり、今後もまた、多分「往生の素懐」を遂げられるまで続けてくださるであろう、私がひそかに現代の知的妙好人と考えている宮崎幸枝先生に感謝の気持ちを捧げたいと思います。

ただ、今回のアンケートで当院のビハーラ活動に批判的なご意見も寄せられたと聞いています。できれば、それもそのままに全部をこの『ようこそ』に掲載していただけると良かったな、と思うのですが、残念ながらそうはならなかったようです。また、以前に当院に勤務されていた医師の中には、ビハーラが自殺を誘うきっかけになる、ということをおっしゃった方もいたらしいと聞き及んでいます。そのような批判に応えられる、言わば現代の『歎異抄』（異の意味合いがちょっと違いますが）的な記事も、今後の『ようこそ』に期待したいと思います。

娘が最期を迎えた、あの日野原先生の聖路加国際病院ですら、霊安室は細い階段を降りた暗い地下にあり、地下駐車場に通じるドアを通って娘は家に帰ってきたのでした。亡くなられた方が真っ白な障子に明るい陽の射す清浄な和室に安置され、ロビーの外来患者さんたちが見守る中、菩提樹の亭亭《ていてい》と見下ろす正面玄関から病院をお出になれることに象徴される当院のありよう。それはビハーラ活動の一つの成果ですが、それを、日頃の診療にさらにさらに広げていければと思っております。

第六章　最後のハッピーバースデイ

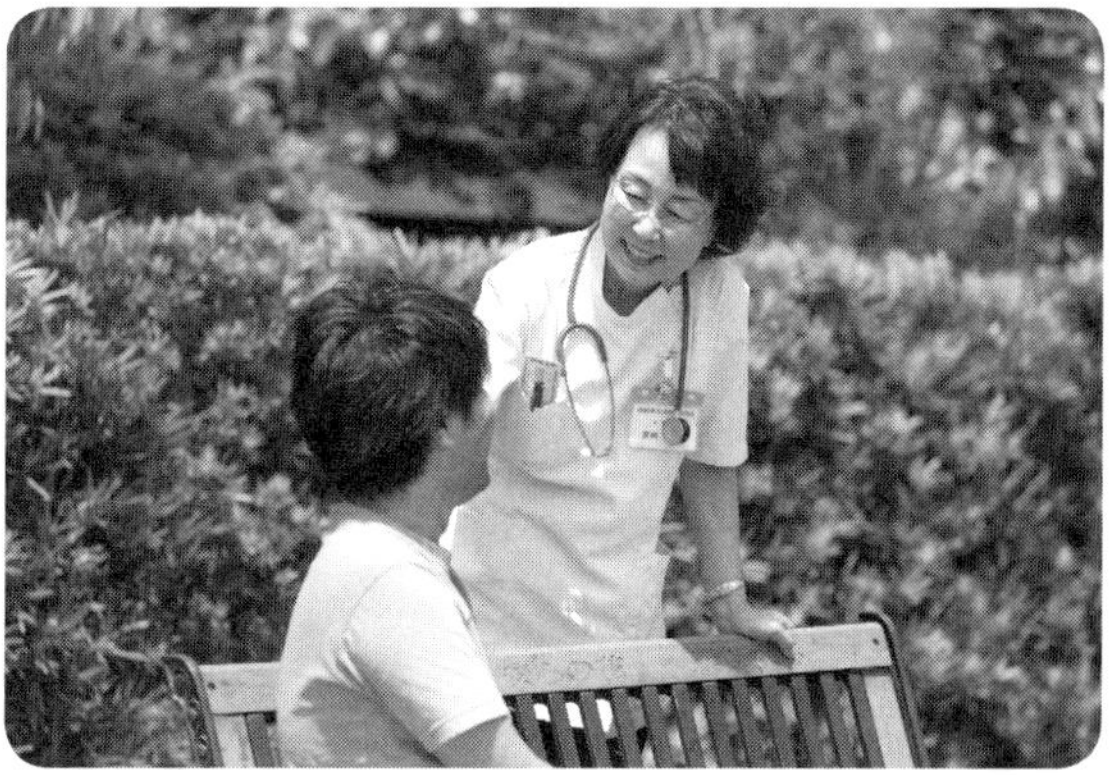

患者さんとの語らい

命があと二週間で終わるとしたら　――トレビアン一〇一回記念特集――

トレビアンの始まりは、コレだった

必ず出遇えるよ。だから「その道」の話を聞いて見よう。聞いて良かったら「その道」を一緒に歩いていこうよ、そんな目的で始まった会がある。「トレビアン！」と、当院ではこの呼び名で親しまれている。これは当院「デイケア」の中の一つのプログラムである。

私たちは自分なりの道を歩いている。しかしどんな道が自分にとって「本当に正しい道」なのか？　解らないなりに漫然と、時に恐る恐る日々を歩いている。自分の一生という時間には限りがある。だから「今」ってとっても大事な時間じゃない？

孔子様はおっしゃった。

「朝《あした》に道を聞かば、夕べに死すとも可なり」――論語――

〈朝、人間として本当に正しい道を知ることができたならば、たとえ夕方死しても可である〉と。

人が胸の内に隠し持っている本当の願いをあからさまに言ってしまえば「お願いだから、私が人間に生まれさせていただいた本当の意味、本当の道を教えてください」であろう。しかし、この自分の願いさえ仏教を聞かなければ考えも及ばなかったかも知れない私。自分にとっての「本当の…」が付くことは何一つ解らない一生を過ごすとは、思えば虚しい人生ではないか？　この自分さえ気が付かない私の根本的願いを阿弥陀仏はかねて知ろしめしておられると聴聞させていただいた。行方の解らない自分流の道を自分流に生きれば気が済むという人々も、最期には自身のいのちを初めて知ることになるに違いない。

大峯顯師によれば、

〈われわれは普通、常識の立場では自分の命に追いつけないのである。ところが宗教的生き方は、命を失う前に命を知る、つまり死ぬ前に命に出逢うということを求めているのである。〉

〈西田哲学の言葉で言うと、「自己の存在の根源」と自分との関係を発見することが宗教である。〉

（『宗教と詩の源泉』より　法蔵館刊）

さて、我々にとって一番早道かもしれないと思うのは、当院でお馴染みの「ビハーラの会」や「やさしい仏教講座」などのご法話から聞かせていただくことではないだろうか。仏法聴聞から自分自身とは何のために生まれ、また「死すとも可なり」という意味がどういうことなのか。その確かな中身が聞こえたときが人生の解決に出遇えたときのようである。何故ならすでにもう出遇えている患者さんや、職員方がそのことを証明しているかのようである。

まずは、なぜ人間として生きているのか？という問いを持つことがたいせつであり、いったいこれが解らないままで今夜が臨終だとしたら虚しいにちがいないと今思えることではないか。こういうことを痛切に感じ、それから始まったのが「トレビアン」であった。

この「問い」こそ、お釈迦様が王宮を出られ、出家の道、悟りへの道を選択された理由であろう。ヒト科ヒト属に生まれたことの意味。お釈迦さまの「問い」と答えは、私どもを代表してくださった問いであり、その悟りの中身が我々に解答し、それを聞く者の陰性の解決になっているのが仏教である。

このことを内心に貯え、踏まえているのがトレビアン。目的は「今まで考えもしないことを仏様のモノサシではどうか？を聞きながら、自分の中身を深く見つめ直してみようじゃないか」というもの。また、自分の心の内を探って書いた文章が読み上げられるとき、自身を客観視することが始まるようだ。また、お互い仲間を深く知ることができ、メンバーさん、スタッフの書いた文章には私自身も改めて深く尊敬の念を抱かされることが多い。

そんなデイケアのトレビアンがなんと一〇一回目を迎えたとは……。

文章を聞き、文章を書く――トレビアンの構成と方法

約一時間のデイケアプログラムで、月二回行なってきた。参加者三〇～三六人。

トレビアンは仏教の話を直接する会ではない。

まず初めに本、新聞、お寺から送られてきた寺報などから引いた短い文章のコピーを配る。文章は仏様の優しい心が香り出たような文章や、逆に人間の浅ましさがあぶり出され我が身につまされるような内容、また日常の中に真実の宝を掘り当てたような純粋な言葉や詩などを準備し、私がまず朗読をすることになっている。

次にメンバーの方々はその文章への感想や、自分なりの考えを用紙に書く。その間、さらに解説を加えて歩き回る……と、幾つか質問が出る。答える私の声は皆に聞こえている。

約二〇分、三〇分の時間経過の中で私に「これでいいですか」「これしか書けません」などと言ったりしつつ感想文が手渡される。私はそれを読み、「素晴らしい！」とか「おもしろい！」とか「ナールホドネ、そう来たかー！」と驚いたり、喜んだり、感動で胸がいっぱい

になったり。

最期には全員の文を名前も言って、心をこめて朗読させてもらう。大変特徴的なのは真直ぐに自分を見つめて書いてくれた文が多く、それに心を打たれることである。また心中を的確に表現している高い教養をあらわす名文もあり、取り上げた書物の例文を上回るような中身の濃い、深い洞察力に感嘆の声を上げる場面もある。「ホントにその通りですね、深い視座に驚きました」という喜びもある。スタッフの立派過ぎる感想文に対しては「コレ、本心だったらいいけど」に、皆がニヤッと笑う場面もある。

毎回、日常考えないであろうという意味での難問?を考えてもらう。

メンバーさんは「難しくてたまらん」と言って、参加も減るに違いない、と思いきや増え続けているのが不思議なくらい。

何故だろう? 紙に自分の心中を探って文章に顕す時、自分の中にナニが有ったのかが明らかにされる。また、毎回少しずつ「その大道」に近づき「道」に乗りだしている感覚や、今まで考えもしなかった新たな視座を得たから見え始める世界も、トレビアンの隠れた味わいや魅力かもしれない。

参加者はデイケアのメンバーさん、デイケアスタッフであり、皆さん心の底の方から引っ掻き出して、素直な文章が出現する。これが「スゴい！」と唸《うな》るほど率直なのが多い。毎回驚くのは、実に一人ひとりの答えの全く違うこと。他の人の書いた文章をなるほどと聞き、自他の違いに出遇う時、一層自分が見えてくるかもしれない。

時々、病棟患者さん、研修医、看護師や作業療法士、実習生なども参加され、皆さん、かなり集中して本気で書いてくださる。人々の考えの深さ、優しさ、素直さに触れる絶好の時間であろう。お互いの中で「尊敬や敬服」の瞬間が出てくる時の心地よさを体感できるトレビアン。人が育つ過程が見える、病状の変化がはっきり見える、という意味で労力のかけ甲斐あるプログラムである。メンバーさんたちがトレビアンを繰り返すうちに、「私の人生は私のこのままで最高に素晴らしい」と思える日が増えることを本望としている。

とにかく、「朝に道を聞かば、夕に死すとも可なり」をしよう。修行するのではなく「聞く」という誰にも通用する道があるという意味で易しく、優しい道をトレビアンは実践しようとしている。大それたことと言われてもかまわない。こっちは大真面目であり、自信があるのだから。

因《ちなみ》に「こっち」とは「仏様ご自身の自信」のことで、私の自信などではない。

だから信頼して皆が安心して聞いている。この信頼関係が元になってトレビアンが成立し、受け入れられているに違いないと思う。

第一段階の狙《ねら》いは、自分を見つめ、自分のお腹の中にある自分自身に出遇うこと。次に自分を変えることなくそのままで受け入れられること。つまり、欠点だらけのまま、欠陥のあるままの自分にも満足できるところまで行きたい。ここでアイデンティティー確立をいうのではないか。

このプログラムで、限りなく易しく、優しい仏様のお慈悲という世界のモノサシと視座を体験して欲しい。コレが私の本当の願いであり、狙いである。

究極のテーマ「命が間もなく終わるとしたら」

ある日とうとう究極のテーマが浮かび上がった。今年九月十七日木曜日のトレビアンのそれをご披露したい。さて、今日はどんな言葉が紡《つむ》ぎ出される?

〈その日のテーマ〉

あと二週間で自分のこの世の生命が終わるとしたら、その自分にいったい何を語りかけることができるであろうか？　またはその自分に手紙を書くなら何と書くであろうか？

驚いたのは、すぐさま鉛筆で筆記を始めるコツコツという音があちこちで始まったことだ。一方、いつものようにかなり考え込み、時間をかけて真剣に深く自分を探り続けているメンバーさんたちの姿も、いつものトレビアン風景である。

こんな奇抜な死をテーマにしたにも拘《かかわ》らず、自分への言葉かけの中身は予想外な明るさ。感動で声がつまり、涙で字がかすみ、私は読めなくなってしまった。

コレは良い！『ようこそ』に掲載したいと思った。

『ようこそ』編集委員会で回数を調べてみると、これが丁度一〇一回目のトレビアンであったことがわかった。

トレビアンとは、トレビアン・トゥ・レ・ジュール Tres bien tous les jours！（毎日素晴らしい！）という和製（私製）フランス語からで、命名担当は私、宮崎幸枝。参加者はデイケアのメンバーさん。スタッフや時に研修医も参加するビブリオセラピー（読書療法）です。

星野院長にこのテーマの話をし、この企画に参加を願うと快諾。しかしすぐ「先生も書いてくださいよ」と院長が私に言われ、それでは『ようこそ』編集委員も全員書こうよ！と。この私の呼びかけに一同困惑したもののしぶしぶ承諾。委員の一人はかなり反対したものの、何故か彼がその企画通りに書いてきたことに驚き、殊さら嬉しかった。

デイケア（トレビアン一〇一回目）より

「あと二週間で自分の命が終わるとしたら」

●四十五才　男性

今まで生きてこられてよかったね。若い頃は好きなこともやれて、仕事もできて、まんぞくだったでしょう。病気にはなったけど、入院、入寮、そして単身生活と、その間にいろんな人たちと出会えてよかったね。仏様の話も聞けて、死んだら仏様が迎えに来てくれるよね。一人じゃないいんだね。みんな仏様が見守ってくれているんだね。楽しかったね。よくここまで生きてこられてよかった。みんな悲しまないで、これから仏様の所へ行くんだよ。

●六十一才　男性

○○男どうしてる？　早く元気になってくれ　おまえが元気になってくれないとおれも何もやる気がなくなるぞ　いつものようなえがおで　話し合おうぜ　先の事など　何も考えないでいいから　あとはアミダ様にまかせて楽しくやって行こう

ナマンダブ　元気になったか　よしよかった

●五十八才　女性

私はしやわせ（幸せ）ものです
さいごは　ほとけさまに　ごくらくじうどう（極楽浄土）につれていってもらて（もらって）
しやわせ（幸せ）ものです

●四十八才　女性

命には限りがあります。皆、健康や幸せを望んでいるように見えるけれど、健康であっても他人の痛みがわからない人は不幸です。死にたくはないと言っても永遠の命をさずかったものは、毎日をもてあましてしまいそうですよね。目立たぬものが、目立たぬまま死ぬことのありがたさ。全てのものへの感謝の気持ち。仏様がすくってくださることを信じること。それを知ったあなたは幸福だと思います。

●五十八才　女性

何もおもうこともない。何も心配することもない。生まれて今までよく頑張って生きてきた。いい人とも恋もして幸せだったね。ただ残念なのは人の母となることだけができなかったことだね。お浄土があるというから、そこへ行きなさい。幸せだね、さようなら。

●三十三才　男性

余命二週間。正直みじかいと思います。そんな状態の自分に手紙で言いたいこと。

本当に死ぬまで助けてくれた人のことを思い出して、感謝しろ、と言ってやりたいです。死ぬのが早過ぎだから、もうちょっと、がんばって長生きしろとも言ってやって、でも死ぬ運命なら、しょうがないから、あとは仏になって、残った人達を見守っていけよと言います。

●三十四才　男性

この世に生まれてくれたことに感謝するよ　医師に「余命二週間」と病院で宣告された時は信じられず大粒の涙が出たよ　まさかお前が病気でもうすぐ命がなくなるなんて……

三十四年間沢山の挫折や波乱に遇ったと思う　でも嫌なことに常に耐えてきたと思う　人には優しく　沢山の友達に恵まれて幸せだったね　みんな心配してます

残された人生を一生懸命生き抜いてください　今まで本当にありがとう　そしてさようなら

●三十三才　女性

「後、二週間で人生が終わるよ、何かしたいこと、やり残したことある？」と声をかけてみようと私は思います。家族を残してしまう時は、今までの「ありがとう」と言う言葉より、もっと大きな声で心から「ありがとう」を言えるといいよね。それで良いかな？　いいよね。

●三十五才　女性

いのちの最後を迎えた自分にお見舞いに行く。その時に自分に何と、何と言ってあげようか。

私は、もし明日死ぬことになったら、今日一日だけ健康な人になりたいです。フルタイムで仕事をして、一日のお給料をもらって、そのお金で食べ物とビールを買って、いつもは食べられない高級な物を食べたいです。夜、眠りについて死んでいけたらと思います。そして、あの世では、大好きなおじいちゃんとおだやかで、いつもニコニコしていられたら……と願います。

泣けた！「今」を掲げて生きよう

特に「最後に一日でも健康な日を……」と、その一日を、遊ぶのではなく「フルタイムで働き、一日分の給料で食べたかったもの、飲みたかったビールを飲んで、その夜に死んでいけたらよい」という、病の日々を暮らしている患者さんのこの素直な一言は応えた。医者はそこまで同じ思いを共感しているであろうか、否、無い。毎日健康で仕事をしている者には考えもしなかった心境。健康で仕事ができることを当たり前に、むしろ不平、不満さえ当たり前に生きている私にとってグサッと言葉が刺さった。メンバーさんたちも、患者さんの悲しみの思いに改めて気づかせてもらったと思う。私も「そうだったのか……」薄情な医者でごめんなさい、と泣かされた。

トレビアンに参加し初めのメンバーさんは感想文が書けない。ところが繰り返している内にひとに感動させるほどピュアで心打たれる内容が湧き出てくる。星野院長はこれをビブリオセラピー Bibliotherapy（読書療法）と言われたが、私ごとき者が自分で評価するのもおかしいが、結構な精神療法と思えている。

とにかくトレビアンの参加者が増えている。感想文なんてそんなシチめんどくさいことをと思い、またもう来てくれないかと思うほど面倒な問題ばかりテーマにしているのに…

…メンバーは増えている。短時間にもかかわらずメンバーさん、スタッフの集中力、思考の深まり方、文章力の向上があきらかに見られる。左脳がかなり刺激されているのかもしれない。本当のことへの深い目覚め。真実への探究、視座の転換、真実と自分との距離にいい具合に気づきが始まるようである。これが本物のヒトならでは、の大切さと言えることであろう。

ヒト科ヒト属の人間に生まれて本当に良かったとは、「生まれて来た本当の意味（大道）」そのものに遇えることを言うのではないか。

ヒトは過去や未来でなく、今の私を生かし切って生きるのが良い。朝に「道」に遇えれば人生は一八〇度顛倒《てんどう》する。つまり「今に専念して生きられる」人生の始まり。「この日この時この場所が私のすべて」というモチベーション（やる気）の高い生き方を体験して欲しい。

どうか誰もが人として可能な「道」に遇い、「今」を、一時一時を、深く喜び味わえる日々、Tres bien tous les jours（トレビアン・トゥ・レ・ジュール）英語訳 Very good every day を大いに楽しんで欲しいものである。本当の生き甲斐とは「この道」に出遇うことであると言いたかった。

『ようこそ』編集委員会
「あと二週間で自分の命が終わるとしたら」

●スタートピア・主任看護師　板橋富子

先日、親友から「自分の死を怖いと思ったことなぁい？」と聞かれた。

確かに幼少の頃は死に対して恐怖はあった。今でも夜、布団に入るとき「このまま朝になったら死んでいたりして」と考えることがある。

死後の世界のことは分からないが、もし輪廻《りんね》というものが存在するのなら、しっかり、あの世で修行をして再びこの世に生を受けられる日が来ることを願いたい。

そして、又、ご縁があれば笑ったり怒ったり泣いたりと、私が一番人間らしく感情を出せた場所にもう一度戻ってきたい。

あと二週間生きていられることに「感謝」し、自分自身にも「お疲れ様、頑張ったね」と言いたい。

でも、やっぱり、ずーっとずーっと生きていたい。

●サードピア・副主任看護師　来栖易幸

この題目は、考えれば考えるほど難しいものだと思う。二週間で何がしたいか？　との問いなら色々と考えはつくのだが、「言ってあげたいか」ときたもんだから……。

私は、普段からポジティブ思考を心がけている。嫌なことが経験となり自分自身の糧《かて》となるのだから面白い。それが人生あと二週間ときたもんだから、たまったもんではないが、しょうがない。

まず真っ先に思うことは、何で？　俺が？　何かの間違いだ！　と否定するに違いない。……間違いない！

どっちかと言うと、自分に対して言ってあげたいと言う次元ではなく、受け入れるまでに二週間が過ぎてしまうかもしれない。

それでは話にならないので、書くとしよう。

私が、今一番楽しみなことは子供と一緒にいることです。なので「子供の成長を見ることも、いっぱいいっぱい遊ぶこともできなくなって無念だろう」と言うだろう。

原稿を書いているこの夜勤中でさえ、ちゃんと布団を掛けて寝ているのかな？　と考えてしまう。（できれば帰って確認したい）

命あるものいつかは死が待っている。寿命は誰も判らない。一秒先の未来でさえ何があるのか判らないのだから。

「今を充実し、楽しんで行きたい」

●医療相談室副主任・精神保健福祉士　北田奈美子

さあ、行こう！

イースター島、エジプト、トルコ、ギリシャ、スペイン、タヒチ、カリブ。

行きたかったけど、まだ行っていないところ、時間との競走だ。スカイダイビングもバンジージャンプも、まだしていない。

仕事？　休む！　みんな、ごめんね、迷惑かけるね。家事？　任せた！　それとも、みんなで、一緒に行こうか？　それもいいね！　私がいなくたって、大丈夫。仕事だって、家事だって、育児だって、まわるまわる。

今までだって、私だけでやってきたわけじゃないんだもの。私なんていなくたって、全然平気。みんな、大変になる？　本当にいつもありがとう。ごめんね、でも大丈夫、みんなにもみんながいる。みんなにだって、限界はある？　だから、天にまかせてみよう、って。

仏様も神様もいるんじゃない。背負いきれないことは、みんな、まかせちゃえばいいんだよ。安心安心。感謝感謝。

南無阿弥陀仏。アーメン。

死ぬまでの間は、どうなるのかな。苦しいのかな。息ができない、って自分でわかるのかな？　目の前が暗くなるのかな？　寒くなるのかなあ？　寒いのと痛いのは嫌だ。嫌いだな。

でも、死ぬこと自体はこわくない。私がなくなること、私が私でなくなること、わからなくなることは、あまり、どうということはない。行き先は決まっている。そこで、待っている人がいる。そこでまた、みんなに会える。楽しみだなあ、誰に会えるのかなあ。

さあ、それまで楽しんでいこう！　出発！

●スタートピア・看護師　大川美貴子

人生、残りあとわずか……

できることといえば、たかが知れている。でも、心残りといえば、家族のこと。残せるものといえば、伝えたい愛情を伝えるだけ。子供へ手紙を書いたり、話して聞かせたり……

それしかない……。

強い強い念いは、きっと相手に届くと信じて。

「あなたたちと出会い、一緒に過ごせて私は幸せだった。だから、悲しまないで……。また、来世も会いましょうね……」

と伝えて、残りの日々をできることなら笑顔で過ごしたい。

私は輪廻転生を信じている。これからも〝日々これ臨終と思え〟の教えを忘れず、誠実に精一杯生きていきたい。

●放射線技師　神谷　保

やあ。自分宛の手紙は初めてなので、あなたと呼ぶことにします。そんなわけであなたは明日で寿命を終えます。思えばあなたは幸せな人生でした。飢えや渇きとは終生無縁。戦争や天変地異にもあわず、大病も大怪我も負うことなく、命の危機に会うことは遂にありませんでした。

そして、あなたは更に幸運なことに自分の死を覚悟を持って迎えることができます。覚悟を決めるから、人は困難や理不尽に立ち向かえるのです。

もちろん未練はあるでしょう。でも、仮に百才まで生きても二百才以上生きることが可能になっても、きっと未練は残るでしょう。

そういったものの先にあなたは進むのです。

しがらみも束縛もない本当の自由になれるのです。今までお疲れ様でした。

さようなら。

●経理課　藤本繭美

死ぬってどうゆうこと？

幼い時、よく寝る前にふと考えてすごく怖かったのを覚えている。

では、大人になった今はどうなのかというと、やっぱり怖い。あまりの怖さに、日々の忙しさのせいにして、深く考えるのを先延ばしにしているからだろうか。

死ぬときの痛みがうんぬんではなく、自分の存在がこの世の中から消えたり、自分の意識を感じることができなくなるのが、とてつもなく恐ろしい。

自分の余命が、あとわずかだとしたら……残りの日々を泣きながら嘆き続けるのだろうか？

いや、その時私は、自分のことがあまり好きではないけれど、そんな自分をうけいれて、そして自分で自分の体をやさしく、丁寧にさすってやりたいと思う。

せっかくこの世に人として産んでもらったのだから……。

●院長　星野惠則

あと二週間ほどの命と宣告されたと聞きました。

さびしいですね。

あなたは、以前に、死ぬ時には自分がこれまでにたくさんの人や物からいただいた「響き」をそっと返すのだ、と言っていました。また、その時には、穢土《えど》と見えるこの世がそのままで浄土になるのだろう、とも書いていましたね。

その考えは、変わりませんでしょうか。

その、穢土がそのまま浄土に、ということで気がついたことがありました。

美術館で沢山の絵を観てまわったあと、そこの玄関を出ると、美術館前の、ただの何でもない風景が、そこに入る前に比べて格段に、それどころか今見てきたばかりのどの絵よりも、美しく見えることがありますね。あなたもその不思議な感覚を味わったことがあるでしょう。あれが、穢土がそのまま浄土に変わる変化のミニチュア版であり、それに関わる芸術の力なのではないかと思ったのです。

あなたは、音楽が好きで、絵が好きで、俳句や連句が好きで、何でそんなに好きなのかわからなかったけれど、結局はそういうことで、本来は隅々まで美しいこの世界を、そのありのままの美しさに見、聴き、感じる、その手助けをいただくためだったのですね。

それともう一つ、あなたがその生きている時間の大半を使ってきたこと、つまりさまざまな心の問題に悩む患者さんたちとお話しすること、についても考えたことがあります。

もともとあなたがその仕事をすることになったきっかけは、高校生のころから感じていた、自分という人間のどうにもならない奇妙さを何とか解明したいという気持ちだったと話してくれたことがありました。でも、自分のことというのは、その眼を曇らせ歪《ひず》ませるいろいろなものが邪魔をして、なかなか却《かえ》って見えないもの。

けれども沢山の患者さんたちと話しているうちに、ラッキョウの芯のように、か細いがしかし真面目でまともなものが、その身を守るために何重にも皮をかぶっている姿が見えてきたというのでしたね。そして、それは結局あなた自身の姿でもある、と。

仏教でいう六道というのは、普通は輪廻《りんね》の形で語られますが、本当はすべて多分そのラッキョウの皮のようなものの中にあるのでしょう。あなた自身も、その六十年の人生の中で、地獄を味わい、天人にもなり、それどころかある時はあなたは畜生《ちくしょう》であり、ある時は餓鬼《がき》でも、また修羅《しゅら》でもあったのでした。人間の不幸はそのラッキョウの皮のためにあると言えば言えるけれども、その芯にある、か細いが、しかしまともなものの存在を信じてさえいれば、地獄から天人までのそのような振幅の大きさが、却って人として生きる味わいであったような気もしますね。

「世界は本当はたとえようもなく美しい」

「自分も含めどんな人の心の底にも、か細いがしかし真面目でまともなものが存在する」

この二つのことが、あなたにとってのお浄土で、それを信ずることであなたはここまで生きることが楽になってきたのですが、さて、あと二週間のこの世の命となった今、考えることは何でしょう。

あなたがこのごろ仏壇の前で「南無阿弥陀仏」と小声で言っているのを私は知っています。あなたが「響き」となって穢土即浄土なるここに残ったとして、その主体である、自我とは異なる「私」はどうなるのか、「私」とは何なのか、それがあなたの疑問なのですね。

あるとき阿部信幾先生にそのことを伺いかけたけれど、お話しするととても長くなるから、とまだお教えをいただいていないと聞きました。二週間のうちにそれがお聞きでき、納得ができるといいですね。

幸枝先生はじめ皆さんが、往生の素懐《そかい》が遂げられて喜ばしいと言われますが、それでもあなたがこの世を去ることは、さびしいです、悲しいです、辛いです。そのような二重見当識で、人間らしくあなたを送りたいと思います。

●――宮崎幸枝

いよいよの時が来ましたね。この最後の貴重な時間に少し話をしましょう。

あなたは幾多のご恩によってとうとう希有なご縁をいただきましたね、こころから「よかったね、おめでとう！」と言わせてもらいますよ。

お釈迦様、七高僧、法然上人、親鸞聖人、蓮如上人や、数知れない高僧方、妙好人方の出遇われた仏様と同じナモアミダブツという宝の中の宝の仏様にユキエが遭遇させていただけたこと、スゴすぎない？　誰がこのことを予想したでしょう？　否、ユキエ自身が予想だにしなかった幸せ。いつでもどこでも、喫茶店でも、そのご恩と感動が満ち溢れ、出た涙に側の人をいつも困らせていましたね。

思えば悪い、お粗末な子に生まれ、それを最悪と認識していたことは本当に良かったと思うよ。その分深く「本当の生き方」を強く求めていたでしょ。だからいい子で善人であったら、そこで満足してたかもね。危ない、危ない。不器用な生き方と、常に自分に満足できなかったことも良かったと思うよ。

大きなご恩を挙げれば、障害者だった政子叔母ちゃんには最初に「ありがとう」だネ。叔母ちゃんがいたので、幼児期という早期からユキエの中に悲しみ、どうにもならない苦悩、気の毒、いたわり等々の複雑な心や、弱者が気になる性質、深く物事を考えようとする質が備えられたのかもしれないネ。

ユキエ四十才でのイワ子叔母ちゃんの可哀想な肺疾患の苦しい死は、医者としてどうしようもない責任感、敗北感を味わったこと。小児科で初めて受け持った白血病患者セイチャンや、死んでいった小児科病棟の子供たち。直接は念仏者だった母方祖父母、母、内科医をやって見せて医者になる動機を与えてくれた文子伯母ちゃん、仏法を初めて聞かせてくださった清胤先生、桐渓和上。平成三年からのご縁の稲城和上、深川和上、阿部先生とその仲間の僧侶方。多くの先輩の書かれたご著書。ユキエをなんとか第一級の阿弥陀様の仏縁に遇わせようと、ナント、愛犬ナッキーや、生まれて来てユキエを母親に育ててくれた子供達：優、彩、三樹。大学の友人たち。また時に対立し、葛藤の中から仏法の実践をさせてくれ、ユキエの聴聞時間を妨げなかった夫、俊一さん。
もう言い切れない。つまり人生のどこを切りとってみても、この仏縁に関係のない所が無いという不思議。ユキエの周囲すべてが、ユキエをお念仏に遇わせようと働いてくださっていたんだネ。そのご恩の素晴らしい実感を体験させていただけた人生でもあったでしょう？

全ての苦悩がどれもこれも他者に因《よ》るものではないと。これが降って湧いて出た途端、一気に苦悩の中身が一変しましたね。自分の中身で目の前の全世界を作っている。これをハッキリ認識させられた日がとうとう来た時、全ての悩みの解決がやってきましたね。これほどひっくり返されたことなかったでしょう？　人生で一番嬉しかった子供たちが生まれてくれた日のその感動以上かも知れない。
これが新しいユキエという人間の誕生日。人生の答えに遇い、人間に生まれて来た甲斐があったと本気で言えましたね。

ああ、弘誓《ぐぜい》の強縁《ごうえん》、多生《たしょう》にも値《もうあ》ひがたく、真実の浄信《じょうしん》、億劫《おくこう》にも獲《え》がたし。たまたま行信《ぎょうしん》を獲《え》ば、遠く宿縁《しゅくえん》を慶《よろこ》べ。

もしまたこのたび疑網《ぎもう》に覆蔽《ふへい》せられば、かへってまた曠劫《こうごう》を経歴《きょうりゃく》せん。

誠《まこと》なるかな、摂取不捨《せっしゅふしゃ》の真言《しんごん》、超世希有《ちょうせけう》の正法《しょうぼう》、聞思《もんし》して遅慮《ちりょ》することなかれ。

ここに愚禿釈《ぐとくしゃく》の親鸞、慶《よろこ》ばしいかな、西蕃《せいばん》・月支《げっし》の聖典《しょうてん》、東夏《とうか》・日域《じちいき》の師釈《ししゃく》に、遇ひがたくして今遇《いまあ》ふことを得たり。聞きがたくしてすでに聞くことを得たり。

真宗の教行証《きょうぎょうしょう》を敬信《きょうしん》して、特《こと》に如来《にょらい》の恩徳《おんどく》の深きことを知んぬ。

ここをもって、聞くところを慶《よろこ》び、獲《う》るところを嘆《たん》ずるなりと。


（『教行信証』　総序）

親鸞聖人のお心を勿体《もったい》なくもそのまま有り難く頂戴させていただけたことは計り知れない宿縁の賜物。まさに「遠く宿縁を慶べ」ですね。こんな感動と慶びを秘めた余生を生きるユキエはなんと幸せ者なのでしょう。

人間に生まれて来て本当に良かった

平成四年のこと、やっとのことでご法義に遇え、同時に起こった顛倒《てんどう》は「耐えるのでは無く」「ただ待つ」に変えてもらったことでしたね。そこから大きなゆとりが生まれ、コレ、有り難かったね。

無限大の大道を行く大船に乗せてもらい、ただ流れにまかせて流れゆく豊かな日常をいただいたユキエの後半生は相変わらずバカで、自己中の、お粗末くんのユキエのまんま、しかし安心で、ノビノビとした悦びの中で過ごせましたね。「人間に生まれて来て本当に良かった」と言い切れたことはスゴい。それこそ味わい深く素敵な快適な老いの日々。良かったネ。

死の恐怖が一八〇度転じて往生成仏。計り知れない智慧の仏という未来が、もう間もなくだよ。

スゴいことに出遇ったネ。今時の若者の言い方で言うと、コレ、ヤバクナイ？（スゴ過ぎない？）

この次の世界は阿弥陀様と同じお慈悲の仏様。迷いの皆を救うためなら何でもしよう。ユキエがこの次はそんなスゴいお慈悲満載の仏様になれるとは……、愉快、愉快。

往生浄土の仏様として誕生というとてつもない誕生日が間もなくきますよ。メデタシ、メデタシの終末。

最後のHappy birthday to you! お浄土に生まれた時の、成仏の時の感想を聞かせてね。何と言うかな？ ただ、ナモアミダブツの一言かな？

あー、わからない。けど、それを聞くの、楽しみにしてるよ！

「信心とは、如来様のお腹の中に生まれることだ」と妙好人才市さんが言ったとか。大悲のお腹のど真ん中に居る毎日は死ぬこともトレビアン！ 「日々是好日」だネ。

出産の経験で知っての通り、死ぬときの苦しみは陣痛のように期待と悦びと不安を含んだものかも知れないね。アノお産の長時間の我慢はもう三回は体験済み。苦しみも、痛みもこれが最後の我慢だね。（それ迄の間に痛いことなどありませんように！）

必ず来るとてつもない目覚めの時間が待っているのだよ。見たことも、感じたこともないお覚りの世界が……阿弥陀様、お祖父ちゃん、お祖母ちゃん、伯母ちゃん、叔母ちゃん、お父さん、お母さん、もうじきですネ、間もなくユキエも参らせて貰えるんだネ。

もう一度言うね。This is it（いよいよだね）「おめでとう！」。

あとがき

この本のタイトルを考え始めた日。やっと患者さんが途切れた静かな午後、ふと外来看護師の考えも聞いてみようかとそこに居合わせたMナースに声を掛けた。

「今度出す本、どんなタイトルがいいと思う？」

すると彼女、たちまち「なにが良いですかねー……」と考え始めたのです。早《ハヤ》！　そして素直！　首を傾げるやいなや彼女曰く、

「『やっぱりお浄土があってよかったね』じゃないですか？」

と言ってからフフフッと笑ったのでした。私はそんな言葉がナースから出てくるとは思いもよらずに驚いて、

「そうかー、本当、そうよね、やっぱりお浄土があってよかったよねー」

「本当にやっぱりよかった、よかったですよねー」と彼女。

「これしかないよねー」などと交互に言い合いながら、二人でワハハハッと外来で思いっ

きり気持ちよく笑ったのでした。午後のひと気が少ない外来。二人の気兼ねない大きな笑い声は、私に満ち満ちた感動と悦びまで載せて嬉しそうに「ハハハッハーッ」と空間に広がっていくようでした。

　ここの外来のナース達はお茶を入れ、医師の身の上相談にものってくれるという奇特な、頼りになる看護師の勢揃い。この癒しの外来奥の控え室を、なんとO精神科医が「お浄土」と名付けてしまったのです。

「ちょっとお浄土に行ってきます」などと彼が言い、職員まで、

「O先生は今、お浄土じゃないですか」と言う具合。外来の奥の院を職員達が「お浄土」とか「お浄土部屋」と呼んでいるのを私はちょっと気に入っているのです。

*

　本音や甘えが言える病院。

　臨床をやっていると、人はだれでも本音を隠し持っていることが分かります。誰もが「私は上辺《うわべ》で一生を生きてきました」なのかも知れません。本音の無い人などいないでしょう。一見なさそうであるというのが本音の正体なのですから、無いようでいて在《あ》るのです。

　患者さんの診療でつくづくそれを感じます。長いこと世間に合わせることを主に上辺で

生き、本音は恥ずかしいこととして自分でさえ出し難い奥底に押し込んでいるのかも知れないのです。ところが年寄ると、いや若くても心が行き詰まると、普段恥ずかしく思っている弱音の本音自身が出るところを求めるようです。その好い場所が当方では主治医と二人きりになる診察室。ここは裸になり易さでは何処より一番。恥ずかしさを超えている場所であり、これが本音の出し易さに繋《つな》がるのか、また何よりラポール（信頼関係）のある空間だからでしょうか。従ってわたし如き身内でもない者の前で本音や本心を明かしてくれるという訳です。

ところがその本心・本音・吐かれた弱音たるや、これまたなんとも答えようがない内容なのです。普通そんなこと言われても困ると思うことなのですから大変です。例えば「もう早く死にたいよ」「ワタシ死なないで済みますでしょうか」「お迎えがまだきません」「どう生きたら良いか」「一生って何の意味があるの」といった類《たぐい》の悩み。

その一部を本書にも書いてきました。長年の経験上、相手に合わせた優しい思いやりの言葉や傾聴には真の癒しはあるでしょう。しかし真の解決は望めません。解決の即効性、継続性、一生の対策には「本音」で当たるしかないのです。

実は患者さん誰もの究極の本音とは「死にたくないが、百％死なねばならない」「死にたくないが、生きていてもしょうがない」「生きる意味が分からない」なのでした。

実際この問題は生まれた時からあり、ホモサピエンスだからこそこの難問の謎を最期までには解決したいと、本音の問いが出るのでしょう。長いこと周囲の空気を読むことを美徳とし、世間に合わせることを主にしていたかも知れませんが、いのちへの気付きや心の行き詰まりの危機に遭遇した刹那《せつな》、いきなり浮上して来るのがこの大問題だったのです。

＊

診察室の聞即信。

私の答えはズバリ「死は往生ですよ」という、こちらの本音で応えます。

「往生とは死んでお終《しまい》じゃないですよ。往生浄土・お浄土に生まれることです。救ってくださる阿弥陀仏は私にもう届いて、私の口からナマンダブツという声のお念仏がこぼれ出るのがその証拠ですよ」と、阿弥陀様の本願のお謂《いわ》れをそのままに、一分以内での応えです。

患者さんにとって「お終じゃない」「お浄土に生まれる」「阿弥陀様がお念仏で届いている」と、全部初耳ながらも最も本音への直球の答えであり、即感動的安心に包まれ、涙されます。何故患者さんの本音の問いに私の本音が至り届くのでしょうか?

実は私を必ず浄土に往生させて浄土の仏にしようという阿弥陀如来の本音は、我ら衆生の根本的本音が目当てだったのだといい、仏教の本願のお謂《いわ》れです。今聞いて即、今聞こえてしまったのです。（聞即信）世間に合わせてきた間も仏様は片時も離れずこれを聞いておくれと喚《よ》びかけ続けてくださっていたというお話。「お浄土があってよかったね」を言い換えれば「これでたすかるに間違いないとの安心」です。それを一番喜ぶ方は私の本音になり切ってくださっている阿弥陀様です。

仏様のお心に出遇えた方の輝き。この時患者さんのいのちが自分のいのちのように愛おしく思え感動します。阿弥陀様が私を一人子のように慈しんでくださっているのですよ、が通じた感動でもあります。

お浄土があってよかったね、と真の本音が言えることが当院の幸せと思っています。

ビハーラの会が二十一年目。布教使の先生方、職員の皆様方のお蔭様で毎月ご法話が当院に流れ、誰もが仏様に育てられている。近年の実感です。

この度も樹心社亀岡氏の強い出版への情熱無しには本書の出版はあり得ませんでした。ここに深く感謝致します。

二〇一四年十月

宮崎幸枝

＊ 著者紹介 ＊

宮 﨑 幸 枝（みやざき ゆきえ）

医療法人精光会みやざきホスピタル副院長。小児科専門医・内科医。医学博士。ビハーラ医療団会員。東京女子医科大学卒。本願寺派の布教使による病院内の聴聞会「ビハーラの会」、「やさしい仏教講座」（共に毎月開催）を主宰。築地本願寺の仏教青年会で浄土真宗に出遇う。

主な著書 『お浄土があってよかったね―医者は坊主でもあれ―』（樹心社）、『出遇えてよかったね』（本願寺出版社）、ビハーラ医療団講義集X『老病死を支える―仏教チャプレンの臨床レポート―』（共著、自照社）

〈医療法人精光会みやざきホスピタル〉
〒301-0902　茨城県稲敷市上根本3474
Home Page：http://www.miyazaki-hospital.or.jp/
E-mail：yokoso@miyazaki.email.ne.jp
TEL 0297-87-3321㈹　FAX 0297-87-3323

お浄土があってよかったね 2
～医者の本音、患者の本音～

2024年 5 月25日　第 1 刷発行

著　者　宮 﨑 幸 枝
発行者　鹿 苑 誓 史
発行所　合同会社 自照社
〒520-0112 滋賀県大津市日吉台4-3-7
tel:077-507-8209 fax:077-507-9926
hp:https://jishosha.shop-pro.jp
印　刷　亜細亜印刷株式会社

ISBN978-4-910494-33-3

＊本書は2014年・樹心社刊同名書の本文版下データ（著者所有）を使用し発行するものです。

自照社の本

救われるとは
ビハーラ医療団講義集IX
医療と宗教の協働
ビハーラ医療団 編
ビハーラ僧、医師らの信仰や活動を通して、生死が直接の課題となる臨床の場での〝救い〟について考える研修の記録。
四六・176頁
1600円＋税

老病死を支える
ビハーラ医療団講義集X
仏教チャプレンの臨床レポート
ビハーラ医療団 編
臨床の場で老病死の苦しみを支え、患者と共に無生無死に目覚めていく学びを続けるチャプレンや医師たちの研修の記録。
四六・132頁
1400円＋税

なぜ？ どうして？ 浄土真宗の教学相談
赤井智顕
「お念仏は亡くなった人のため？」など真宗についての12の質問を通して、そのみ教えやおつとめの意味・特徴を学ぶ。
B6・64頁
750円＋税

お念仏が「愛しているよ」と聞こえる
一縁会テレフォン法話集
一縁会 編
如来の私をすくう覚悟と自信に満ちた〈お念仏〉の教えについて、日常のできごとからやさしく味わうひと口法話30篇。
B6・112頁
1000円＋税

親鸞聖人の一生
親鸞聖人御誕生八百五十年・立教開宗八百年慶讃
発行：築地本願寺、発売：自照社
今井雅晴
人々とともにお念仏に生き、今も人を導き続ける親鸞聖人。出会いと別れ、苦悩、葛藤、喜びに彩られた90年の生涯を偲ぶ。
B6・244頁
2000円＋税